LARA MARS

EIN *wunderbar* ANDERES LEBEN

LARA MARS

EIN wunderbar ANDERES LEBEN

Ein **Mutmach-Buch** voller Denkanstöße und Initiativen für eine inklusive Gesellschaft

Wie meine Tochter mit Down-Syndrom meinen Blick auf die Welt verändert

mvgverlag

Bibliografische Information der Deutschen Nationalbibliothek
Die Deutsche Nationalbibliothek verzeichnet diese Publikation in der Deutschen Nationalbibliografie. Detaillierte bibliografische Daten sind im Internet über http://dnb.d-nb.de abrufbar.

Für Fragen und Anregungen
info@mvg-verlag.de

Wichtiger Hinweis
Dieses Buch ist für Lernzwecke gedacht. Es stellt keinen Ersatz für eine individuelle medizinische Beratung dar und sollte auch nicht als solcher benutzt werden. Wenn Sie medizinischen Rat einholen wollen, konsultieren Sie bitte einen qualifizierten Arzt. Der Verlag und die Autorin haften für keine nachteiligen Auswirkungen, die in einem direkten oder indirekten Zusammenhang mit den Informationen stehen, die in diesem Buch enthalten sind.

Die gewählte männliche Form bezieht sich immer zugleich auf weibliche, männliche und diverse Personen. Auf konsequente Mehrfachbezeichnung wurde aufgrund besserer Lesbarkeit verzichtet.

Triggerwarnung
Einige Beiträge in diesem Buch beschreiben schwere Erkrankungen von Kindern und auch Todesfälle.

Originalausgabe
1. Auflage 2023

Türkenstraße 89
D-80799 München
Tel.: 089 651285-0
Fax: 089 652096

Dieses Buchprojekt wurde vermittelt durch Caroline Kaum macht Programm, München.
Redaktion: Ulrike Hollmann
Umschlaggestaltung: Sonja Vallant
Umschlagabbildungen: Pio Mars
Satz: Röser MEDIA GmbH & Co. KG, Karlsruhe
Druck: CPI books GmbH, Leck
Printed in the EU

ISBN Print 978-3-7474-0477-5
ISBN E-Book (PDF) 978-3-96121-864-6
ISBN E-Book (EPUB, Mobi) 978-3-96121-865-3

INHALT

Für Tilda und Pio.
Die mein Leben so viel reicher und schöner machen.

STATT EINES VORWORTS

Sollten Kinder einen Beipackzettel haben?

Würden wir noch Kinder kriegen, wenn wir vorher einen Beipackzettel lesen könnten?

Wenn mir Anfang 2018 jemand gesagt hätte, dass ich im Frühjahr 2021 freiwillig wieder in NRW leben und inmitten einer weltweiten Pandemie darüber nachdenken würde, ein gemeinnütziges Unternehmen zu gründen, um die etwa 20 Stunden ehrenamtliche Arbeit, die ich im Durchschnitt seit einem Jahr pro Woche leiste, vielleicht irgendwann zu meinem Beruf machen zu können, dann hätte ich sicherlich auf schwerwiegenden Realitätsverlust meines Gegenübers getippt.

Es war eine Vollmondnacht im Sommer 2018, die den Stein ins Rollen brachte. Wobei ... genau genommen rollte gar nichts, außer das Bett, auf dem ich lag, in den OP und anschließend der Krankenwagen mit meiner Tochter an Bord von einer in die nächste Klinik.

Es heißt, die Geburt eines Kindes verändert dein ganzes Leben. Diejenigen, die das sagen, haben recht. Darauf war ich vorbereitet. Okay, vielleicht dachte ich das auch nur. Doch ich war nicht vorbereitet auf das, was danach geschah.

In meinen Plänen tauchte kein Arzt auf, der mir mit viel zu langem »Drumherum-Gerede« plötzlich einen Elefanten auf die Brust setzte. In meinen Plänen gab es viel Kuscheln und Zusammensein und keine Milchpumpen und piepsenden Sauerstoffgeräte. In meinen Plänen gab es viele wichtige Dinge, die von einer Vollmondnacht im Sommer 2018 zu absoluten Nichtigkeiten degradiert wurden.

Meine Tochter hat das Down-Syndrom. Jede Zelle ihres Körpers hat ein Chromosom mehr als bei neurotypischen Menschen. Neurotypische Menschen? Hört sich ungewohnt an? Habe ich mir angewöhnt zu sagen. Weil ich es irgendwie nicht richtig finde, von »normalen Menschen« zu sprechen. Was soll das schon aussagen? Meine Tochter ist genauso viel oder wenig normal wie mein Mann. Wobei ... wenn ich so darüber nachdenke, ist mein Mann wahrscheinlich weniger normal als meine Tochter. Aber er ist neurotypisch. Hat 46 Chromosomen, so wie ich auch. Ist trotzdem total anders als ich. Genauso ist das übrigens auch mit Menschen, die 47 Chromosomen haben. Sie haben einiges gemeinsam, aber sie sind genauso unterschiedlich, wie du und ich es auch sind. Mit unterschiedlichen Interessen und Begabungen, Ansichten und Vorlieben, Wünschen und Gedanken. Aber das war mir damals in besagter Vollmondnacht noch nicht klar. Da wusste ich zwar, dass Trisomie 21 gleichbedeutend mit dem Down-Syndrom ist, aber damit verbunden habe ich nur Klischees und viele Vorurteile. Heute arbeite ich daran, diese abzubauen und anderen Müttern die Angst vor dem vermeintlich schrecklichen Schicksal zu nehmen.

Das aber war eine andere Vollmondnacht, in der sich diese Lebensveränderung ankündigte.

Es ist schon witzig, dass ich mich heute gar nicht mehr daran erinnern kann, wie ich mir mein Leben ausgemalt hatte. Ich kann die Bilder, die ich in den Monaten vor der Geburt unserer Tochter in meinem Kopf gemalt habe, nicht mehr abrufen. Die Farbe ist verblasst. War wohl billiges Zeug, das dem Sonnenlicht nicht standgehalten hat. Einfach ausgeblichen. Das mag aber noch viel mehr an der Strahlkraft von Tilda als an der schwachen Farbe der Vorstellung liegen.

Der Ausdruck »Sonnenscheinkinder« allerdings ist mir langsam über. »Die sind ja immer so nett und lachen immer.« Ich kann Brief und Siegel darauf geben, dass es nicht so ist. Tilda lacht viel und gerne, und wenn sie es tut, dann geht mein Herz genauso auf wie das der meisten Menschen, die in den Genuss ihrer Anwesenheit kommen. Aber mitnichten ist das immer so. Wenn sie lieber den Puppenwagen als das Dreirad will, ich aber das Dreirad aus der Garage hole, dann stampft und schnaubt sie wie jedes andere dreijährige Kind. Sie kann die Worte ihres Unmuts vielleicht noch nicht über die Lippen bringen, aber sie hat unendlich viele andere Ausdrucksformen, ihren Eltern und dem restlichen Umfeld zu sagen, was sie davon hält, wenn es nicht nach ihrer Nase geht.

Ich stelle mir also noch einmal die Frage: Würden wir noch Kinder kriegen, wenn wir vorher den Beipackzettel lesen könnten? Mit allen Risiken und Nebenwirkungen?

KAPITEL 1

Was im Kopf passierte, während der Bauch wuchs

»Verlief Ihre Schwangerschaft ohne Komplikationen?« Ich weiß nicht, wie oft ich diese Frage in den letzten Jahren beantwortet habe. Es ist schon eine Art Automatismus geworden, darauf zu antworten. »Ja, ohne irgendwelche Auffälligkeiten. Und nein, wir haben keine Pränataldiagnostik durchführen lassen.«

Das mit dem Schwangerwerden funktionierte nicht so schnell wie gewünscht. Deshalb kam ich im ersten Moment gar nicht darauf, ich könnte schwanger sein, als ich mich darüber beschwerte, dass mir vom Autofahren plötzlich so übel wurde. Doch nachdem mein Mann den Kommentar »Vielleicht bist du schwanger?« fallen ließ, begann es in meinem Kopf zu rattern. Ein paar Stunden später saß ich vor dem Fernseher und schaute »So werden Sie zum Nichtraucher in sechs Stunden«. Und weitere sechs Stunden später fuhr ich mit einem Plastikstäbchen in der Handtasche zu Pio ins Atelier. Da war er also: der zweite Strich. Wie wenig Ahnung wir damals hatten, wie sehr dieser Strich unser Leben verändern würde.

Ich nahm rund 24 Kilogramm zu, hörte wie jede andere Schwangere, die einen großen Bauch hat, Sprüche wie:

»Bist du sicher, dass da nur ein Kind drin ist?« »Das ist aber ein riesiger Bauch.«

»Ist bestimmt bald so weit?« »Noch zehn Wochen.« »Was? Wo soll der Bauch denn noch hin?«

Und viele andere nett oder lustig gemeinte Kommentare, die jede Schwangere nur nerven. Ist schon verrückt, wie ein so natürlicher Prozess wie das Kinderkriegen den Körper einer Frau scheinbar für alle Welt zur Besprechung freigibt. Okay, das Beurteilen von weiblichen Körpern ist ja eh so ein Thema, aber das soll uns hier nicht beschäftigen.

Im Großen und Ganzen fühlte ich mich sehr wohl während der Schwangerschaft. Genoss es, meinem Körper bei der Veränderung zuzusehen und mich mit anderen Müttern auszutauschen. Nahm die Fürsorge von anderen dankend an und gab mich dem Nestbautrieb ganz hin.

Ich las ein bisschen was, aber verschlang nicht einen Ratgeber nach dem anderen. Tatsächlich war es das Geschenk meines Trauzeugen, das mich früh dazu brachte, mich mit dem Thema Pränataldiagnostik auseinanderzusetzen.

Die Hebammensprechstunde ist der Titel des Buches, das sowohl unter Hebammen als auch unter werdenden Müttern sehr beliebt ist. Darin beschreibt die Autorin Ingeborg Stadelmann die verschiedenen Möglichkeiten der pränatalen Tests. Ich las es damals aufmerksam, und dabei blieb ein Satz entscheidend bei mir hängen, der sinngemäß sagte: Eine Schwangerschaft ist für keine Mutter und keinen Vater Routine. Deshalb sollten auch vermeintlich routinemäßige Untersuchungen hinterfragt werden.

Ich befasste mich eingehend mit dem Gedanken, was eine eventuelle Diagnose für mich, meine Schwangerschaft und auch für unsere Partnerschaft bedeuten könnte. Warum ich »eventuell« schreibe? Die wenigsten Untersuchungen haben eine 100%ige Aussagekraft.

FAKT
Welche Pränataltests gibt es?

Die Ultraschalluntersuchung während der Schwangerschaft ist in Deutschland zum Standardprogramm geworden. Vorgesehen sind drei Untersuchungen im Verlauf, die unterschiedliche Dinge betrachten: Feststellung der Schwangerschaft, werden Mehrlinge erwartet, wie ist die Plazenta entwickelt, wie der Fruchtwasserstand, altersgerechte Entwicklung, Wachstum, Lage und Weiteres. Auch gibt es die Möglichkeit, in der 19. bis 22. Schwangerschaftswoche (SSW) einen im Volksmund so genannten Organ-Ultraschall machen zu lassen, um eventuelle Fehlbildungen zu erkennen.

Ebenfalls auf Wunsch (so sollte es zumindest sein, bei vielen ist es aber auch Standard) kann die Nackenfalte im Ultraschall gemessen werden; dieser Wert kann zur Berechnung einer Wahrscheinlichkeit für eine chromosomale Auffälligkeit genutzt werden und dient oft als Indikator für weitere Untersuchungen.

Mit der Nackenfalten-Messung einhergehend ist oft das Ersttrimester-Screening; hierbei wird aus unterschiedlichen Blutwerten und Ultraschall-Messungen unter Einbezug des Alters der Mutter und der Schwangerschaftsdauer eine Risiko-Einstufung vorgenommen. Es handelt sich nicht um eine gesicherte Diagnose. Die Kosten sind selbst zu tragen.

Der zuletzt in den Medien stark diskutierte NIPT – nicht invasiver Pränatal-Test – ist ein genetischer Bluttest auf Chromosomen-Abweichungen. Dabei werden aus dem Blut der Mutter Spuren des kindlichen Erbguts herausgefiltert und auf Chromosomen-Abweichungen untersucht. Also auf Trisomie 13, 18 und 21, je nach Hersteller auch zusätzlich auf Abweichungen der Geschlechtschromosomen X und Y, die das Ullrich-Turner- und das Klinefelter-Syndrom aufdecken können.

Die Genauigkeit dieser Tests ist umstritten. Die *Bundeszentrale für gesundheitliche Aufklärung (BZgA)* schreibt, dass neun von zehn Frauen aus der Risikogruppe bei dem Ergebnis »hohes Risiko« auch wirklich ein Kind mit Trisomie 21 erwarten. Bei Frauen außerhalb der Risikogruppe ist das Ergebnis wohl weniger zuverlässig.

Bis vor Kurzem noch war das eine Leistung, die nur durch eigene Finanzierung zu bekommen war. Die Kosten dafür liegen bei circa 200 bis 500 Euro. Nun wurde entschieden, dass dieser Test von den gesetzlichen Kassen bei Vorliegen eines Risikofaktors übernommen wird. Das lässt viele Menschen befürchten, dass die »vorgeburtliche Aussortierung« zunehmen wird und die Schwangerschaftsabbrüche bei einem positiven Ergebnis zunehmen.

Ein positives Ergebnis muss nach der 12. SSW durch eine Chorionzottenbiopsie oder Fruchtwasseruntersuchung bestätigt werden. Diese beiden Untersuchungen sind invasiv, da in beiden Fällen eine Nadel durch die Bauchdecke der Frau gestochen wird, um eine Probe zu entnehmen.

Bei der Chorionzottenbiopsie (ab der 11. SSW möglich) wird eine Gewebeprobe vom Mutterkuchen genommen, bei der Fruchtwasseruntersuchung (ab der 15. SSW möglich) wird eine Probe des Fruchtwassers entnommen. Mit diesen Untersuchungen kann auch noch einiges mehr als Chromosomen-Abweichungen getestet werden. Die Genauigkeit ist laut BZgA hoch: Bei mehr als 99 von 100 Frauen trifft die Vorhersage zu. Diese Eingriffe bergen allerdings Risiken und können zu frühzeitigen Wehen oder sogar Abgängen führen. Bei einer Fruchtwasserpunktion verliert eine von 200 Frauen ihr Kind.

Ich empfehle zu dem Thema den Flyer »Pränataldiagnostik« der BZgA. Dort findet man eine genaue Erklärung zu allen Untersuchungen und auch allgemeine Informationen zur Pränataldiagnostik, ohne dass eine Wertung vorgenommen wird.

Wissen hat seinen Preis. Ich wollte diesen eventuellen Preis nicht zahlen. Ich war schlicht nicht bereit, dieses wunderbare Gefühl der Glückseligkeit für irgendwelche Eventualitäten herzugeben. Das war meine ganz persönliche Entscheidung. Ich bin bis heute keine Gegnerin des Bluttests, stattdessen eine große Befürworterin der Aufklärung. Und die beginnt nun mal in meinen Augen, bevor die Entscheidung für eine Diagnostik getroffen wird. Jede Frau und jede Familie sollten das Recht haben, ohne gesellschaftlichen Druck zu entscheiden, ob und was sie über ihr ungeborenes Kind erfahren wollen und wie sie anschließend mit diesem Wissen umgehen.

Ich jedenfalls war froh, im Geburtsvorbereitungskurs einfach nur Lara gewesen zu sein und nicht Lara, die das Kind mit Down-Syndrom bekommt. Hätte man ja nicht sagen müssen? Klar, aber ich weiß, wenn ich es gewusst hätte, dann hätte es sich auch falsch angefuhlt, es nicht zu erzählen. Für mich zumindest. Aber vor allem bin ich froh, die Wochen, in denen Tilda in mir wuchs, ohne übermäßige Ängste verbracht zu haben. Ich habe nicht mit Furcht daran gedacht, wie sie wohl aussehen mag. Was ich in meiner von Unwissenheit und Vorurteilen geprägten damaligen Ansicht auf das Down-Syndrom sonst sicherlich getan hätte.

Während ich das heute aufschreibe, schäme ich mich dafür. Doch so war es. Der Grund für meine persönliche Entscheidung gegen die Pränataldiagnostik war begründet in der Angst, wie sich Sorgen und Ängste auf mein ungeborenes Kind übertragen könnten und was das dann auch für die Schwangerschaft und meine Bindung zu meiner Tochter bedeutet hätte.

OPEN MIND

»Habt ihr es vorher gewusst?«

Diese Frage habe ich noch sehr viel häufiger gehört als die Frage von Ärzten nach den Komplikationen. Denn diese Frage stellen die allermeisten Menschen, wenn man sich das erste Mal über die Diagnose unterhält. Dass diese Frage nicht nur langweilt, wenn man sie zum tausendsten Mal beantwortet, sondern eigentlich auch grenzüberschreitend ist, ist den meisten Menschen nicht klar. Natürlich verstehe ich das Interesse dahinter, und sicher nicht jeder hegt dabei den Gedanken: »Warum habt ihr euch für das Kind entschieden?« Dennoch wäre es schön, sich erst einmal kennenzulernen und nicht als Erstes über solch persönliche und ja auch oft mit Schmerz verbundene Gedanken zu sprechen.

Recht früh in der Schwangerschaft, es muss so zwischen der 13. und 15. Woche gewesen sein, machten wir einen Wochenendtrip nach Tübingen, wo wir einen Bekannten wiedertrafen, der Theologie studierte. Wir hatten ein sehr spannendes Gespräch über das Erleben des neuen Lebens, und im Zuge dieses Gesprächs wurde mir klar, dass es nichts gäbe, was mich dazu bringen würde, dieses Leben meines Kindes nicht zu schützen. Ich war damals schon eine kleine Löwen-Mama und hätte für das Überleben meines Kindes alles getan.

Dennoch bin ich froh, dass ich niemals von jemand anderem zu einer Wahl befragt oder gar gedrängt worden bin. Mittlerweile habe ich unzählige Geschichten gehört und gelesen, in denen medizinisches Personal, nahe Verwandte, Freunde und andere Leute eine der schwersten Entscheidungen des Lebens durch Drängen und suggerierte Alternativlosigkeit eingefordert haben. Das macht mich unendlich traurig. Ich verurteile wirklich niemanden, nicht mehr. Es berührt mich, wenn sich eine Frau für einen Abbruch entscheidet, aber ich nehme es nicht mehr persönlich. Ja, ich habe viel dazugelernt in den letzten Jahren. Sehr viel mehr als medizinische Details, Therapieansätze und wie ich einen Einspruch bei Behörden und Krankenkassen einreiche. Ich habe auch gelernt, dass meine Realität niemals die Realität eines anderen ist. Ich habe gelernt, dass ich nicht jede Realität verstehen muss, um sie dennoch zu akzeptieren oder manchmal auch nur zu tolerieren.

Denn genau da beginnt doch auch der Weg zu einer offenen Gesellschaft aus meiner Sicht: das Gegenüber nicht zu verurteilen, sondern anzunehmen. Was ja nicht heißt, dass wir nicht unterschiedliche Meinungen haben können, solange wir einander mit Respekt begegnen.

ZU GAST

Sarah wird 2017 zum zweiten Mal schwanger und erfährt in der Schwangerschaft, dass ihre Tochter Trisomie 21 hat. Das Einwirken von Ärzten und Umfeld auf das eben noch überglückliche Paar ist enorm. Im Folgenden hat Sarah einen Brief an ihre Tochter Pia verfasst, die 2017 das Licht der Welt erblickt hat und das Leben seitdem ein bisschen heller macht.

Am 04.04.2017 warst du schon längst in meinem Bauch. Unser zweites von Herzen gewolltes Wunschkind. Ich stand mit deinem Papa in unserer noch leeren Wohnung, dein Bruder war im Kindergarten, als mein Handy klingelte. Es war meine Gynäkologin, die mich anrief und mir mitteilte, dass Auffälligkeiten in meiner Schwangerschaft vorlagen. Ich war mit dir in der 13. Woche schwanger und völlig überrumpelt. Die Worte der Ärztin hallen bis heute nach. Sie fragte mich, ob ich am nächsten Tag direkt zu einer Pränatalpraxis fahren möchte, um den Befund abklären zu lassen. Die Wahrscheinlichkeit, dass du kleines Wunder im Bauch Trisomie 21 haben wirst, lag nach Aussagen meiner Gynäkologin bei 1 zu 3. Eine Chorionzottenbiopsie wurde für den kommenden Tag angesetzt.

In dem Moment wussten dein Papa und ich gar nicht, was das bedeuten sollte, und wir versuchten, unsere Gedanken und Sorgen für den restlichen Tag zu verdrängen. Aber natürlich gelang es uns nicht. Instinktiv wuchs in meinem Bauch das Gefühl, dass sich unser Leben bald nochmals verändern würde, und ich machte mir Gedanken, wie ich es unserer Familie »erklären« soll.

In diesem Moment spürte ich schon längst, dass sich die Verdachtsdiagnose bewahrheiten wird. Das würde an meiner Entscheidung, dich zu bekommen, aber niemals etwas ändern. Schließlich liebte ich dich schon ab dem ersten Tag meiner Schwangerschaft. Dein Papa konnte den Gedanken der eventuell bevorstehenden Diagnose nicht zulassen und hoffte bis zum Schluss, dass »alles gut« wird. Warum sollte es auch nicht »gut« werden?

Am nächsten Tag fand die Untersuchung statt. Über die Bauchdecke wurde Plazentagewebe entnommen. Es war ein schmerzhafter Eingriff für mich. Dein Papa war die ganze Zeit an unserer Seite und hielt meine Hand. Mehrere Stunden danach durfte ich nicht aufstehen. Ich wollte dich beschützen und fragte mich in dem Moment, warum ich die Untersuchung überhaupt gemacht hatte. Mein schlechtes Gewissen hat mich geplagt, und ich konnte meine Tränen nicht zurückhalten. Du gehörtest damals schon zu uns, genau wie dein Bruder mit seinen Ecken und Kanten. Daran würde die Diagnose Down-Syndrom auch nichts mehr ändern. Ich wusste, dass mein Mama-Herz sich nicht irrt und du ein besonderes Kind wirst.

In dieser Nacht konnten wir kaum schlafen. Es war der 06.04.2017. Dieser Tag hat unser Leben verändert. Dein Papa war mit deinem Bruder auf dem Spielplatz. Ich wartete zu Hause auf den Anruf der leitenden Oberärztin. Als das Telefon klingelte, fingen meine Hände an zu zittern.

»Liebe Frau D., es hat sich leider bestätigt. Ihre Tochter hat Trisomie 21. Es tut mir unfassbar leid für Sie. Möchten Sie morgen früh zum Aufklärungsgespräch kommen?«

Die Worte der Ärztin nahm ich nur zur Kenntnis und war schockiert, traurig und wütend über ihre Wortwahl. Warum entschuldigte sie sich dafür, dass mein Kind Trisomie 21 hat? Warum tat es ihr leid? Ist mein Kind weniger wert, weil es nicht in die gesellschaftliche Norm passt, weil es »anders« ist?

Im selben Moment war ich erleichtert und sehr dankbar, dass ich endlich Bescheid wusste, und war so voller Liebe für dich. Auch wenn mir die Tränen über die Wange liefen und ich unendlich viel weinen musste, war ich dennoch glücklich.

Mir war kalt und heiß zugleich und plötzlich kam Übelkeit in mir hoch. Ich hatte Angst, es deinem Papa zu sagen, und musste mich überwinden, ihn anzurufen. Er nahm es zur Kenntnis, aber ich merkte am Telefon, dass er in diesem Moment nicht wusste, wie er reagieren sollte. Tatsächlich überlegten wir uns direkt per Telefon einen Namen für unser kleines Mädchen. Pia Marie.

Ich informierte meine Eltern, meine Schwester, unsere engsten Freunde und meine Schwiegereltern. Es war mir in dem Moment ein Bedürfnis, den Menschen zu zeigen, dass du auf dieser Welt einen Platz haben wirst. Es dürfte doch allen klar sein, dass du ein Teil unseres Lebens sein wirst.

Am Abend bekamen wir Besuch von einem engen Teil der Familie deines Papas. Dein Papa und ich waren erschöpft und emotional aufgewühlt von diesem anstrengenden Tag. Wir erhofften uns unterstützende, aufbauende Worte von den Verwandten. Bekanntlich ist es aber immer besser, keine Erwartungshaltung zu haben. Das mussten dein Papa und ich schmerzlich erfahren. Uns wurde klargemacht, dass wir dich »wegmachen« sollen und dass wir unser Leben zerstören würden und das deines Bruders gleich mit. Unsere Ehe würde scheitern, wenn wir dich als behindertes Kind bekämen. Dein Bruder dürfte weiterhin zu Besuch kommen, aber dich dürften wir nicht mitbringen. Und ins Krankenhaus würde auch niemand kommen, denn das könnte man nicht ertragen.

Ich schreibe gerade diese Zeilen, und obwohl dieser Tag schon fast fünf Jahre her ist, laufen mir Tränen über mein Gesicht.

Dein Papa stand unter Schock und war an diesem Abend nicht mehr ansprechbar. Ich empfand nur noch Wut, Enttäuschung und Entsetzen über diese Aussagen.

Am nächsten Tag war sich dein Papa nicht mehr sicher, ob er das wirklich alles so möchte und ob wir das als Familie schaffen würden. Ich war geschockt, enttäuscht und verletzt und habe mich sehr einsam gefühlt. Felsenfest entschlossen, dich bald in meinen Armen zu halten, habe ich um unsere Ehe gebangt.

Meine engste Familie war für mich da und viele liebe Freunde. Dafür bin ich heute immer noch unendlich dankbar. Dein Papa kam ein paar Stunden später zu mir und legte seine Hände auf meinen Bauch. Natürlich hat er dich zu diesem Zeitpunkt schon sehr geliebt, und es tat ihm leid, dass er zuvor alles infrage gestellt hat. Wir gingen als deine Eltern durch eine Schwangerschaft voller Höhen und Tiefen. Wir dachten zwischendurch, wir schaffen es nicht mehr gemeinsam.

Im Laufe der letzten Jahre und mit dem Tag deiner Geburt mussten dein Papa und ich lernen, zu vergeben und zu verzeihen. Es hat uns unendlich viel Energie und Kraft gekostet. Unzählige Therapieeinheiten haben dein Papa und ich als Paar gemeistert. Viele Tränen sind geflossen und wir sind als Paar und als Familie stärker geworden. Heute wissen wir alle, dass jedes Mitglied unserer Familien dich so liebt, wie du bist. Ich bin mir sicher, dass es damals eine Kurzschlussreaktion aus Überforderung war und dass jeder Mensch in diesem Fall eine zweite Chance verdient hat.

Bei dem Aufklärungsgespräch mit der leitenden Oberärztin in der Pränatalpraxis gaben wir von Anfang an zu verstehen, dass du zur Welt kommen wirst und dass eine Abtreibung für uns nicht infrage kommt. Ich wollte mir nicht anhören, dass wir uns trotzdem noch für einen »Spätabbruch« entscheiden können. Aber sie spulte das volle Programm ab. »Ihre Tochter wird ihr ganzes Leben lang ein Pflegefall bleiben und niemals alleine zurechtkommen«, um es mit den Worten dieser Ärztin wiederzugeben. »Sie sollten sich das gut überlegen, ob Sie das in Kauf nehmen möchten«, sagte sie noch zu deinem Papa und mir. Wir seien noch so jung und könnten viele weitere »normale gesunde« Kinder bekommen. Wir waren einfach sprachlos.

Meine liebe kleine Pia, du merkst genau, wer es gut mit dir meint, und du hast ein Gespür für die Emotionen anderer Menschen. Du bist pure Lebensfreude und erkundest deine Welt mit anderen Augen. Davon können wir Erwachsenen uns eine Menge abschauen. Ich wünsche mir mehr Toleranz auf dieser Welt und Ärzte, die gute und empathische Aufklärungsarbeit leisten. Jeder Mensch auf dieser Welt ist willkommen.

Ich liebe dich unendlich, deine Mama

Ich verlebte also eine unbekümmerte Schwangerschaft. Ließ Pio Einkäufe hochtragen, ging in den Vorbereitungskurs, zu den Vorsorgeterminen bei der Ärztin und der Hebamme im Wechsel. Meine wundervolle Hebamme Brunhilde, die nicht lange nach Tildas Geburt in den Ruhestand ging. Ich war so dankbar, dass sie mich schon während der Schwangerschaft betreut hatte, als sie über eine Woche nach der Geburt endlich zu uns nach Hause kam und Tilda mit so viel Wärme und Ruhe begrüßte, dass alle Ängste draußen vor der Tür blieben.

Aber da sind wir ja noch gar nicht. Denn zwischen der traumschönen Schwangerschaft und dieser Begegnung stehen einige wenige Tage, die mich, die uns für immer verändert haben.

Am 26.06.2018 bekam ich die ersten Wehen. Anfangs nur ganz leicht und mit großen Abständen. Also alles völlig normal. Es zog sich hin. Ich ruhte mich so viel wie möglich aus. Nahm jede Stunde Schlaf mit, die ging. Auch wenn es nicht mehr viele waren. Am 28.06. war an schlafen nicht mehr zu denken, aber dicht genug beieinander lagen die Wehen immer noch nicht. Also machte ich zwischen jeder Wehe ein paar Nähte. An das Nähen auf dem Gymnastikball hatte ich mich in den Wochen davor bereits gewöhnt. War wahrscheinlich ein ziemlich witziges Bild, wie ich mit meinem riesigen Bauch auf dem Gymnastikball vor der Nähmaschine mit gestreckten Armen saß, um überhaupt dranzukommen, und alle zehn Minuten innehalten und eine Wehe veratmen musste. In der Nacht schaffte ich es dann auf Abstände unter acht Minuten, und während ich den Vollmond durch die große Fensterwand unserer damaligen Wohnung betrachtete, wurde mir klar, dass es Zeit wurde, Pio zu wecken und loszufahren.

Das taten wir dann auch. Die Abstände wurden wieder größer, während wir mitten in der Nacht auf den Landstraßen über die Landesgrenze nach Baden-Württemberg rollten. Wir hatten uns zwei Kliniken angesehen und mir gefiel diese besser. Kleiner, familiärer, schönere Kreißsäle. Niemals wieder würde ich ein Krankenhaus nach solchen Kriterien aussuchen.

Es hatte keine Neo-Intensivstation. Aber wozu auch? Wie hoch war die Rate derer, die verlegt werden müssen? Unter zwei Prozent? Pah, als wenn wir da dazugehören würden! Tja, was soll ich sagen? Vielleicht hätten wir an dem Tag auch mal Lotto spielen sollen. Wir kamen also in der Klinik an und die Abstände hatten sich wieder auf über zehn Minuten ausgedehnt. Ans CTG; Stirnrunzeln, das mich noch nicht weiter beunruhigte. War zu der Zeit doch meine einzige Angst, dass sie mich wieder heimschicken. Dann bot die junge Hebamme mir ein Bad an, das ich dankend annahm. Das führte allerdings dazu, dass die Wehen noch weniger wurden. Also wieder ans CTG und der sorgenvolle Blick der jungen Hebamme, den ich beim ersten CTG noch abgetan hatte, passte so langsam nicht mehr ins Bild. Noch verdrängte ich es und fragte, ob ich etwas zu essen bekommen könnte. Mein Hunger wurde übermächtig, meine Kräfte schwanden. Da kam die erste Ärztin. Keine Stunde später standen drei Ärzte und zwei Hebammen an meinem Bett. Es war Schichtwechsel, weshalb ich mich immer noch nicht wirklich sorgte, dass die nun alle in dem kleinen Wehenzimmer bei mir versammelt waren.

Erst als die ältere Hebamme, aus deren Augen so viel Erfahrung sprach, sich sanft zu mir beugte und mit ruhiger Stimme auf mich einsprach, begriff ich, dass das alles hier nicht nach Plan lief.

»Wir glauben, dass Ihre Kleine nicht stark genug ist, um es alleine zu schaffen.«

Nach und nach sickerten auch all die Kommentare von vorher in mein wehenvernebeltes Bewusstsein.

»Sie ist sehr klein. Hat ihre Ärztin das festgestellt?«

»Sehen Sie die Herztonabfälle unter jeder Wehe?«

Die liebevolle Stimme der Hebamme holte mich zurück: »Meine Erfahrung sagt, dass es nicht spontan klappen wird. Aber wir wollen ganz sichergehen. Deshalb gehen sie jetzt noch mal zum Chefarzt und der schallt noch mal. Okay?«

In meinem Kopf überschlugen sich die Gedanken von »Dann darf ich jetzt wohl nichts mehr essen.« über »Sie hat Erfahrung. Sie ist Hebamme. Ich kann ihr vertrauen. Sie ist kein junger ängstlicher Arzt, der lieber früher als später schneidet.« hin zu »Ich muss meine Schwester anrufen und ihr Bescheid sagen.«.

Und mitten in dieses Chaos hinein wurden die Wehen immer stärker. Geschlafen hatte ich seit über 48 Stunden nicht mehr länger als 30 Minuten am Stück. Das alles war wie ein Film. Als wenn es nicht echt wäre. Und dann spritzten sie den Wehenhemmer und schickten mich damit auf eine innerliche Achterbahnfahrt, die äußerlich keine Bewegung verursachte. Sollte etwas, das unterdrücken soll, nicht eigentlich eine beruhigende Wirkung auf den Körper haben und sich nicht so anfühlen, als hätte man gerade pures Adrenalin direkt in die Hauptschlagader bekommen?

Mit diesem Gefühl und einem völlig wirren Kopf hievte ich mich aus dem Bett, um zum Chefarzt in einer anderen Etage zu gehen. Pio durfte derweil das Frühstück essen, das man mir vor Stunden schon versprochen hatte. Denn der Gedanke war richtig gewesen: Essen durfte ich nicht mehr.

Stattdessen lag ich also ganz still auf einer Untersuchungsliege, während mein Inneres weiter Achterbahn fuhr. Neben mir ein schweigender Chefarzt mit einem »Porsche unter den Schallgeräten«, wie die Hebamme gesagt hatte, auf dem er angeblich alles sehen könne. Er schallte und schallte und schallte. Und schwieg. Gefühlte Ewigkeiten. In meinem Kopf die bescheuerte Frage, ob meine Ärztin sich eventuell mit dem Geschlecht vertan haben könnte und es doch ein Junge ist.

Das war sicherlich eine Schutzreaktion, weil sich einfach niemand in solch einer Situation Schlimmeres ausmalen will.

Irgendwann kam auch Pio wieder dazu. Ängstlich, aber gesättigt, bereit, seine Mädels in den folgenden Stunden zu beschützen, zu stärken, zu begleiten und allem voran zu lieben.

Irgendwann brach der Arzt sein Schweigen. Erst vor Kurzem, also mehr als drei Jahre danach, habe ich wieder daran gedacht, und erstmalig wurde mir klar, dass er es damals vielleicht schon auf dem Ultraschall gesehen hat. Ich weiß es nicht.

Damals sagte er nur: »Wir sehen uns im OP wieder. Machen Sie sich keine Sorgen.«

Die Hebamme, die mir vorher noch versprochen hatte, dass es keine Not-OP geben wird, empfing uns oben wieder. Ich bat um ein Telefon, um meine Schwester anzurufen, weil es nirgendwo Handyempfang gab. Und während ich mit dem Stationstelefon auf die

Mailbox meiner Schwester sprach, zog die Hebamme mich schon aus und sagte: »Wir müssen uns jetzt beeilen.«

»Was? Wieso? Es ist doch kein Notfall, haben sie gesagt.«

»Nein, nein. Aber im OP warten sie jetzt auf uns.«

So also rollte mein Bett Richtung OP. Ab da ist meine Erinnerung eher wie eines dieser alten Spielzeuge, wo man durch eine kleine Öffnung Bilder sehen konnte, wenn man den kleinen Plastikfernseher (gab es sicher auch in anderen Formen) in Richtung einer Lichtquelle hielt. Mit einem Auge reingucken, das andere zukneifen und dann den kleinen Knopf drücken und mit einem mechanischen »Klack« erscheint das nächste Bild.

Genauso ist es mit meinen Erinnerungen an den 29.06.2018.

Der sich zugleich als einer der schönsten und auch schrecklichsten Tage meines Lebens in meine Seele gebrannt hat.

Klack. – OP: viele Menschen. Alle freundlich. Nett. Neben mir die Anästhesistin. Sie hat wohl vorher den Zugang gelegt. Saß ich dafür? Habe ich das gespürt? Ich weiß es nicht mehr. Ich liege da. Mein Arm festgeschnallt. Mir wird schlecht. Ich bin sicher, mich übergeben zu müssen. Frage nach einer Schüssel, während ich wieder darüber nachdenke, wann ich zuletzt gegessen habe. Sie spritzt was. Reicht mir trotzdem eine Nierenschale. Redet beruhigend auf mich ein. Es wird wieder besser. So viele Menschen in dem Raum. Alle haben sich vorgestellt. Ich habe mir nichts behalten. Pio ist auch endlich da. An meinem Kopf. Vor uns ein gespanntes Tuch. Dahinter Ärzte. Drei? Vier? Ich weiß es nicht. Irgendwo auch die Hebamme. Und Schwestern. Und da noch ein junger Arzt, der lernen will. Oder? Egal. Ich glaube, sie haben gesagt, es geht los.

Klack. – Die Anästhesistin schaut übers Tuch. Ich frage sie: »Ist es ein Mädchen?« Sie lächelt unter ihrer Maske und bejaht. Habe ich sie schon schreien hören? Da war was. War es zu spät? War es laut genug? Es ist unser Mädchen. Sie ist da! Tilda ist da. Sie haben sie mitgenommen.

Klack. – Dann bringt die Hebamme sie und hält sie neben mein Gesicht. Zu nah. Ich kann nicht scharfstellen. Ich kann sie nicht halten. Aber berühren. Meine Tochter. Unsere Tilda. Nun ist alles gut. Sie ist da. Foto. Die Hebamme nimmt sie wieder mit. »Aber mein Mann darf doch jetzt mit, richtig? Das haben sie gesagt.« Er darf. Es wird die glücklichste halbe Stunde des Tages. Zumindest für die beiden.

Klack. – Der Chefarzt fragt mich, ob er nähen oder klammern soll. Ich frage, was schneller geht. Er meint: »Wahrscheinlich klammern.« Und ich stimme zu. Eine weitere Entscheidung, die ich nie wieder treffen würde. Als er beim Verschließen sagt, dass ich die Klammern wieder zurückschicken soll, lacht die Anästhesistin so laut, dass ich es auch für einen Scherz halte. Zehn Tage später werde ich erfahren, dass es keiner war.

Klack. – Aufwachraum. Ich muss noch 15 Minuten dort bleiben. Zur Sicherheit. Ich habe das Gefühl, dass meine Beine in der Luft schweben. Ich sehe, dass es nicht so ist, aber ich kann es nicht abstellen. Ich rufe die Schwester und bitte sie, über meine Beine zu streichen.

»Warum? Sie haben noch kein Gefühl zurück? Das ist unmöglich.«

»Weil ich hoffe, dass mein Gehirn versteht, dass sie liegen, wenn ich sehe, wie sie darüberstreichen.«

Kopfschüttelnd tut sie, worum ich sie gebeten habe. Es hilft. Zumindest ein bisschen. Der Hunger ist schon verschwunden, aber dafür habe ich nun Durst, als hätte ich Jahre nichts getrunken. Ich bitte um Wasser. Sie sagte, dass das nicht geht. Ich verzweifle. Sie bringt mir doch etwas. Ein klein wenig. Absolut alles in meinem

Kopf wehrt sich, über das große Ganze nachzudenken. Das wird mein Kopf noch einige Tage so handhaben. Ob es mit Hormonen oder anderen Schutzfunktionen zusammenhängt, ich weiß es nicht. Es ist egal.

Klack. – Ich bin bei Pio und Tilda im Kreißsaal. Sie ist bereits angezogen. Endlich darf ich sie halten. Sie ist so wunderschön. Aber warum ist sie so blau? Warum atmet sie so schwer? Hat die Hebamme das gesehen?

Klack. – Wir werden auf Station gebracht.

Klack. – Sie nehmen Tilda mit.

Klack. – Kinder- und Chefarzt an meinem Bett. »Wir haben den Verdacht auf einen Herzfehler. Sie muss verlegt werden.« Schluchzer überrollen mich, und es fühlt sich an, als würde mein Körper entzweigerissen. Die Spinal-Anästhesie ist eindeutig abgeklungen.

Klack. – Wieder ein Arzt: »Wir haben überlegt, ob es sinnvoll ist, Sie auch schon zu verlegen.« Bevor ich Luft holen kann, ist Pio aufgesprungen und sagt mit fester Stimme: »Meine Frau wird mitverlegt. Eine Mutter gehört zu ihrem Kind.« Alles an ihm symbolisiert, dass es absolut keine Widerrede dazu geben kann. Der Arzt nickt und sagt: »Okay. Ich organisiere das.«

Klack. – Tilda wird in einem Brutkasten in mein Zimmer gerollt. Liegt neben mir. Ich halte eine Tasse statt meiner Tochter in der Hand und blicke durch tränenverschwommene Augen auf sie. Mache Fotos mit dem Handy, die ich nicht verschicke, weil sie »komisch« darauf aussieht. Ein winziger Gedanke. Weggeschoben. Nicht wirklich gefasst. Die Anziehsachen haben sie ihr wieder ausgezogen. Sie ist winzig.

Klack. – Ein neuer Arzt in Notarztmontur plus eine Krankenschwester, ebenfalls in Montur. Sie nehmen Tilda wieder mit. Untersuchen sie.

Klack. – Beide wieder an meinem Bett. »Wir bringen sie jetzt nach Kempten. Wir fahren nicht mit Blaulicht. Es ist kein akuter Gefährdungszustand. Sie dürfen sie noch mal halten, bevor wir losfahren.«

Klack. – Sie sind weg. Pio und ich alleine in einem Zimmer, von dem ich heute nicht mal mehr sagen könnte, welche Wandfarbe es hatte. Absolut alles ist falsch daran. Unsere Tochter wurde in den ersten Stunden ihres Lebens durch mehr Hände gereicht als andere Kinder nach der Geburt in Wochen nicht. Sie ist nicht bei uns. Wir sind nicht bei ihr. Stattdessen soll Pio sie anmelden, während ich auf den nächsten Krankenwagen warte. Absolut alles ist falsch daran. Absolut alles.

Klack. – Ich im Krankenwagen. Da sind Schmerzen. Da ist eine nette Sanitäterin, die mich ablenkt und mich zu den Wehen befragt. Mir Fragen stellt, die normaler nicht sein könnten. In einer Situation, die unnormaler nicht sein könnte. Sie habe ja noch keine Kinder und könne sich das gar nicht vorstellen, wie das ist.

»Das ist so schwer zu erklären. Ich kenne nichts Vergleichbares. Jeden Schmerz, den ich bisher kannte, der hat sich aufgebaut und ist auch in einem abebbenden Verlauf verschwunden. Doch die Wehen, die waren einfach – zack! – da und dann auch – zack! – wieder weg. Und du weißt, dass es bei der nächsten wieder so ist. Fürchtest sie und sehnst sie zugleich herbei. Und ein paar Stunden später weißt du schon nicht mehr wirklich, wie es sich anfühlte. Aber vielleicht geht es auch nur mir so, weil ich gar nicht bis zu den Presswehen kam.«

Klack. – Anruf von Pio, der mittlerweile im anderen Krankenhaus angekommen war. Der die schlimmste Fahrt seines Lebens hinter sich hatte – worüber wir aber erst ein Jahr später sprechen werden.

»Sie hat keinen Herzfehler. Ihrem Herzen geht es gut. Aber sie muss auf die Intensivstation. Zur Beobachtung.« Wieder Tränen. Heiß und brennend. Zu gleichen Teilen von Erleichterung und Sorge produziert.

Klack. – Ankunft. Die Transportliege auf Kopfsteinpflaster. Es ist die Hölle. Wann habe ich das letzte Mal Schmerzmittel bekommen?

Klack. – Station. »Sie sind also Frau Mars?« »Ja. Wann kann ich zu meiner Tochter?« »Erst wenn sie mindestens zehn Minuten ohne Kreislaufzusammenbruch im Rollstuhl gesessen haben. Aber ruhen sie sich erst mal aus. Sie kriegen jetzt noch mal Schmerzmittel.«

Klack. – Pio bei mir. »Ich war bei ihr. Sie macht das gut. Sie atmet gut. Die Kardiologin hat gesagt, es ist nichts.«

»Es wird alles gut, oder?«

»Ja, es wird alles gut werden.«

Klack. – Erster Versuch Rollstuhl. Schwarz.

Klack. – Zweiter Versuch. Bis ins Bad gerollt. Schwarz.

Klack. – Dritter Versuch. Es ist schon Abend. Es reicht. Wir dürfen runter.

Klack. – Intensivstation. Es ist Ewigkeiten her. Damals, als meine Neffen geboren wurden, da war ich auch dort. In einer anderen Klinik. Viele Male. Das hier sieht ganz anders aus. Und es fühlt sich so anders an. So unwirklich. Da liegt sie. In einem Brutkasten. Dieses winzige Wesen. Das Wunderschönste, was ich je in meinem Leben sah. Absolut alles ist falsch daran, dass sie darin liegt und ich hier draußen sitze, und ich spüre, wie mein Kreislauf sich verabschiedet. Ich will sie nicht alleine lassen und muss es doch. Es zerreißt mich.

Klack. – Draußen ist es schon dunkel und ich liege in meinem Zimmer. Telefoniere mit meiner Schwester, die auf mich einredet, dass ich beginnen muss, Milch zu pumpen. Daran hatte ich nicht gedacht. Niemand hatte es angesprochen. Ich klingle nach der Schwester und frage danach.

»Ja, wenn Sie meinen. Dann schicke ich mal jemanden vorbei.« Das Gefühl, dass sich niemand für mich verantwortlich fühlt, macht sich breit. Es wird die nächsten Tage bleiben und wachsen. So als könnte keiner was mit mir anfangen, weil ich das Kind woanders geboren habe.

Klack. – Eine Krankenschwester? Oder ist es eine Hebamme? Ich weiß es nicht. Sie sitzt mit der Pumpe an meinem Bett und erklärt mir, was ich machen muss. Betont immer wieder, dass ich mich lieber ausruhen soll. Es würde auch später noch reichen.

In meinem Kopf immer und immer wieder: »So sollte das alles nicht sein.« Ich überhöre ihre Einwände. Das Funktionieren hat übernommen. Ich werde alles tun, was ich kann, um mein Kind zu unterstützen. Ich will nicht, dass ihr jemand etwas anderes als meine Milch gibt. Ich darf nicht bei ihr sein. Alles, was ich jetzt tun kann, ist, diese Pumpe an meine spannenden Brüste zu halten und zu hoffen, dass dort Menschen sind, die gut auf mein Baby achtgeben.

Klack. – Da ist Milch. Nicht viel, aber genug, damit sie sie ihr geben können. Ich klingele. Jemand kommt und bringt die Milch zu meinem Kind. Ich liege alleine in der Dunkelheit. Leere und Schmerz sind meine Gefährten. Geleiten mich Hand in Hand in den Schlaf. So sollte das alles nicht sein – ist der letzte Gedanke, bevor mein völlig erschöpfter Körper in einen rastlosen Schlaf fällt.

Klack. – Der nächste Morgen. Ich habe gefrühstückt. Das haben sie gewollt. Endlich kommt mich jemand abholen und fährt mich im Rollstuhl nach unten. An Alleine-Runterlaufen ist noch nicht zu denken.

Um ehrlich zu sein, kann ich mich an diese ersten Stunden alleine mit Tilda nicht richtig erinnern. Also nicht im Sinne von Bildern. Ich weiß weder, welche Schwester an diesem Tag für sie zuständig war, noch, wie lange ich bei ihr war oder wie genau ich sie gehalten habe. Klar – es gibt Fotos. Aber in meinem Kopf ist kein Bild, dafür umso stärker ein Gefühl. Nur ein einziges: ES WIRD GUT!

Ich erinnere mich daran, dass der Kasten geöffnet war, und ich erinnere mich daran, dass irgendwer zu mir sagte, dass sie weniger Sauerstoff benötigt hat. Ich erinnere mich an warme Tränen auf meinen Wangen, an eine unbändige Liebe und die absolute Gewissheit, dass es gut werden wird. Dass ganz vieles schon gut ist.

Irgendwann wurde ich zurück in mein Zimmer gebracht. Die Sonne schien. Das weiß ich noch. Ich war allein.

Und dann klopfte es an der Tür.

KAPITEL 2

Dann klopfte es – und das Leben steht kopf

Ich hielt es für völlig normal, dass ein Kinderarzt in meinem Zimmer stand, um mit mir über Tilda zu sprechen. Immerhin hatte ich gestern keinen einzigen Arzt zu Gesicht bekommen. Mein Kind auf einer Intensivstation, in einer Klinik, in der ich mich fehl am Platz fühlte. Ist doch klar, dass jemand vorbeikommt, um mit mir den Zustand zu besprechen. Nicht eine Sekunde dachte ich über »Schlimmeres« nach, als er eintrat, sich an mein Bett setzte und sich vorstellte.

Ich fuhr ihm über den Mund und erzählte, dass ich schon unten war und gesehen habe, wie toll sie sich schlägt und wie sich die Situation gebessert hat. Vielleicht aber wollte ich damit auch seinen ernsten Gesichtsausdruck vertreiben. Wahrscheinlich sogar. Einfach mal direkt klarstellen, dass alles gut wird und es keinen Grund für Trauermienen gibt.

Er ließ sich kurz darauf ein. Bejahte, nannte Werte, die sich verbessert hatten. Und dann kam dieser eine Satz, der mich verstummen ließ: »Ich bin aber eigentlich hier, um mit Ihnen über etwas anderes zu reden.«

Dieser Satz ist so klar und deutlich da, auch wenn ich mich heute nur noch schwerlich an das Gesicht dieses Arztes erinnern kann. Es war der Beginn von vier Tagen voller »Ja?«, »Nein!«, Vielleicht?!«, »Schieb es weg. Wir warten ab.«.

Vier Tage, in denen ich das Gesicht meiner Tochter erforschte, Gedanken vertrieb, mich auf das Funktionieren konzentrierte. Doch am Anfang dieser vier Tage stand die Unterhaltung. Die Unterhaltung, die dieser Arzt mit mir alleine führte. Ohne Pio. Ohne Vorwarnung.

Aber wie sollte man auch vor so etwas warnen? »Achtung, ich komme gleich, um einen Elefanten auf Ihre Brust zu setzen. Bereiten Sie sich schon mal vor.« Nein. Dafür gibt es nun einmal keine Vorwarnung.

»Also, wir vertreten ja die Politik, dass Eltern alles wissen sollten. Aber Sie müssen wissen, wir sind uns nicht sicher. Doch die Ärzte in dem anderen Krankenhaus haben einen Verdacht geäußert. Einige Anzeichen sind da, aber andere gar nicht. Wir sind uns wirklich nicht sicher …«

So etwa drückte er sich aus und sprach gefühlt noch viele Minuten so weiter. Vielleicht waren es aber auch nur Sekunden. Ich kann es nicht sagen. Denn in meinem Kopf fegte ein Wirbelsturm, der Worte ergriff und in mein Bewusstsein schleuderte, andere mit sich fortriss. Ein Wirbelsturm, der Gefühle an sich sog und wieder ausspuckte. Der meine eben noch alles beherrschende Zuversicht innerhalb eines Augenschlags vom Fundament riss und in ein Nichts auflöste. Und dann wirbelte er das Wort »Chromosomenanomalie« in mein Bewusstsein.

Ich starrte den Arzt an, der immer noch sprach. Doch der Wirbelsturm war lauter. Und ich öffnete meinen Mund und stellte die Frage, die ich nicht stellen wollte: »Wovon reden wir hier? Reden wir von einer Trisomie? Vom Down-Syndrom?«

»Ja, aber wie gesagt: Wir sind uns nicht sicher.«

Und dann war der Wirbelsturm plötzlich still. Ich stand im Auge des Orkans. Allein. Verloren. Wusste nicht wohin.

Es dauerte nur kurz an. So wie das bei Wirbelstürmen ja angeblich ist. Das Tosen kam zurück und mit ihm auch die Worte des Arztes:

»Sie müssen es ja nicht testen lassen. In den ersten Jahren macht es eh keinen Unterschied.«

Wie viel ich über diesen Satz nachgedacht habe! Wie viele Stunden ich mich über diese Aussage geärgert habe. Wie viele Emotionen ich wegen dieser Bemerkung durchlebt habe. Es ist unzählbar.

Dieser Satz war nahezu fahrlässig. Denn es macht nicht nur einen kleinen Unterschied, wenn eine Diagnose bestätigt ist. Es macht einen himmelweiten Unterschied. Von Gewissheit über Unterstützung bis hin zu finanzieller Entlastung, die du damit beantragen kannst.

Es macht einen riesigen Unterschied! Und alle Eltern von Kindern mit Behinderung wissen das. Wie viele ich mittlerweile kennengelernt habe, die um Diagnosen kämpfen mussten, weil eben nicht alles so einfach nachweisbar ist wie das Down-Syndrom! Die Gewissheit ist der Beginn. Der Beginn von Verarbeitung, der Beginn von gezielter Sorge, der Beginn von Maßnahmen. Der Beginn eines neuen Lebens.

Und es macht einen Unterschied, was Ärzte und Ärztinnen sagen und wie sie es sagen. Es macht einen entscheidenden Unterschied für das Vertrauen, das man in sie hat.

Vor Kurzem gab ich ein Interview, in dem ich sagte, dass meine Wut gegenüber den Ärzten verebbt sei. Dass aus dieser Wut etwas Gutes geworden sei. Dass ich nicht den Menschen, sondern dem System die Schuld gebe, dass es jeden Tag neue Diagnose-Übermittlungen gibt, die Eltern hilflos und traumatisiert zurücklassen.

Doch während ich diese Zeilen schreibe, wird mir klar, dass es nicht vollends so ist. Der Funke der Wut ist noch da. Darüber, dass ich alleine war. Dass der Arzt nicht auf meinen Mann gewartet hat. Dass er diesen einen Satz gesagt hat: »In den ersten Jahren macht es eh keinen Unterschied.« Und mir damit die erste von unzählbaren medizinischen Entscheidungen aufgedrängt hat, die ich bis heute schon für meine Tochter treffen musste und in der Zukunft noch werde treffen müssen.

Er hat mich nicht ins kalte Wasser gestupst. Er hat mich mit Anlauf reingekickt.

Ich weiß nicht mehr, wie genau das Gespräch endete. Ich weiß nur noch, dass er mir erklärte, dass für die Blutuntersuchung beide Eltern unterschreiben müssten und die Ergebnisse in etwa vier bis sechs Wochen eintreffen würden.

Er ging.

Ich war allein.

So sollte das alles nicht sein.

Es klopfte wieder an der Tür.

Da waren Sonnenblumen. Und ein einfrierendes Lächeln, als der Blick meines Mannes mich erfasste.

Nun saß ich also in meinem Krankenhausbett mit verweinten Augen und sollte ihm erklären, was ich selbst nicht begriff.

Erst viele Monate später erzählte er mir, dass er von dem Moment der Geburt an gespürt hatte, dass mit Tilda etwas anders war. Dass er sogar die Hebamme beim ersten Säubern danach gefragt hatte und sie ihm geantwortet hatte: »Das können wir jetzt noch nicht wissen. Warten Sie erst mal ab.«

Ich versuchte ihm also zusammenzufassen, was der Arzt gesagt hatte. Angereichert mit dem Wissen, das ich aus meinem Biologie-Leistungskurs darüber hatte, wie eine Trisomie 21 entsteht. Was das eigentlich ist. Wissensfetzen, die vom Wirbelsturm hochgesogen wurden. Die uns ein klein wenig Halt gaben, weil ich wusste, dass niemand dafür »verantwortlich« ist. Dass solche sogenannten Mutationen eben einfach entstehen. Wir hatten nichts falsch gemacht.

Wenn ich heute darüber nachdenke, dann kann ich das sogar mit Gewissheit behaupten. Wir hatten alles richtig gemacht, als wir uns gegen die pränatalen Tests entschieden hatten. Ein vielleicht festgestellter Verdacht auf eine Trisomie 21 hätte damals, als Pio Tilda noch nicht berühren und spüren konnte, vielleicht andere Gedanken in ihm ausgelöst, selbst wenn dies heute absolut undenkbar für ihn ist. Heute jedenfalls sind wir beide froh darum, dass wir niemals in die Lage kamen, überhaupt einen Gedanken daran zu verschwenden.

Schnell trafen wir die Entscheidung, dem Bluttest zuzustimmen. Dann rissen wir uns zusammen und fuhren gemeinsam die drei Stockwerke nach unten zur Intensivstation, um unsere Tochter in den Armen zu halten. Es sollten noch zwei Tage vergehen, bis wir unsere Unterschriften unter das richtige Formular setzen durften. Ich weiß nicht, wie viele Menschen ich darauf ansprach, und dachte damals, dass das Blut erst nach den Unterschriften eingeschickt wird. Damit lag ich falsch.

Die Stunden auf der Intensivstation sind in meinem Gedächtnis zu einer verschmolzen. Es wurde schnell Alltag. Die Verantwortlichkeit wechselte in jedem Dienst, aber bald hatten wir unsere Lieblingsschwestern ausgemacht und freuten uns, wenn Schwester B. Tilda zugeteilt war. Das Pflegepersonal auf der Station machte einen großartigen Job. Bald schon trauten Sie uns zu, Tilda selber zu wickeln, die Sauerstoffsättigung danach selbst zu befestigen und allein zu entscheiden, wann wir sie aus ihrem Bettchen holten und wann wir ihren Schlaf lieber nicht störten. Das Piepsen der Monitore, das Interpretieren von angezeigten Zahlen – das alles fühlte sich schnell nahezu »normal« für uns an. Es kam eine Routine ins Versorgen, in den Tagesablauf. Wir wussten, wann wir zu gehen hatten, wenn die Übergabe von der einen zur anderen Schicht gemacht wurde. Wir lernten andere Eltern kennen. Welche, die schon vor uns da waren, andere, die neu dazukamen und nach einem Tag auf die Normalstation verlegt wurden. Wir sahen Kinder, die nicht mal halb so groß waren wie Tilda. Obwohl sie in unseren Augen so winzig klein war, gehörte sie schon zu den »Großen« auf der Station.

Wenn neue Mütter kamen, dann gab ich mein Wissen über die Abläufe weiter. Sprach ihnen Mut zu. Das tat auch mir gut. Gab mir das Gefühl von ein bisschen Kontrolle zurück.

Den größten Halt in dieser Zeit gaben mir zwei andere Mütter. Die eine, Eva-Maria, kannte ich tatsächlich schon vor der Geburt. Wir waren zusammen im Geburtsvorbereitungskurs gewesen. Ihr kleiner Junge wurde am gleichen Tag wie Tilda geboren. Unserer Runde schloss sich eine weitere Mama an, Jaqueline, die wenige Tage vor uns mit ihrem zweiten Sohn auf der Station gelandet war.

So viele Stunden verbrachten wir drei gemeinsam im Stillzimmer, tauschten uns über Werte, Schwestern, Neuzugänge, andere Eltern und Ärzte aus. Wir waren gefangen in einer Blase und stützten einander so sehr.

Eine Erfahrung, die ich im Verlauf der nächsten Jahre noch viele Male machen sollte. Es ist so wichtig, Menschen um sich zu haben, die verstehen, was du gerade durchmachst. Denen du nicht erklären musst, wie es sich anfühlt. Menschen, mit denen du den Small Talk überspringen kannst.

Es dauerte nicht lange, bis der nächste Schlag kam. Wieder ein Arztgespräch. Wieder ohne Pio.

»Wir haben Ihrer Tochter heute Nacht Blut abgenommen. Die Thrombozytenanzahl ist zu niedrig. Viel zu niedrig. Wir wissen nicht, woran es liegt. Wir müssen es engmaschig kontrollieren.«

Zu dieser Zeit überließ ich die nächtliche Versorgung noch dem Stationsteam. Man hatte mir dazu geraten, um selber zu Kräften zu kommen. Im Gegensatz zu einigen anderen Müttern, die zur gleichen Zeit einen Kaiserschnitt hatten, konnte ich immer noch nicht wirklich alleine laufen. Ich strengte mich so an, endlich auf die Beine zu kommen, aber meine Kraft reichte einfach noch nicht aus.

Zu dieser Zeit vertraute ich noch auf die Aussagen und Entscheidungen der Ärzte und Ärztinnen. Warum das Blut nachts in meiner Abwesenheit abgenommen wurde? Dann sei es ruhiger auf der Station, und Eltern täte es auch nicht gut, wenn sie dabei seien und ihr Kind sähen. Klingt logisch. Aber meine Meinung dazu sollte sich schnell ändern. Noch war die Löwen-Mama in mir von Unwissenheit und Schmerzmitteln unterdrückt. Meldete sich noch lange nicht so vehement, wie sie es heute tut.

»Was bedeutet das? Was können wir dagegen tun?«

»Erst mal noch nichts. Wir müssen es beobachten. Aber sollten die Werte weiter sinken, dann kann es sein, dass sie eine Blutplasma-Transfusion benötigt.«

Schlucken. Stille. Angst.

»Kann es mit der vermuteten Trisomie 21 zusammenhängen?«

»Nein.«

Bullshit!

Dieser Moment mit diesem ausgesprochenen Satz war der zweite von vielen, die ich nicht hätte für voll nehmen dürfen. Die ich selbst hätte recherchieren und hinterfragen müssen.

Ich hatte mich nach dem Gespräch mit dem Arzt, als er mir den Verdacht mitteilte, dazu entschieden, nicht zu googeln. Ich wollte

Dr. Google nicht in meinem Bewusstsein haben. War ich doch eh schon so vollauf damit beschäftigt durchzuhalten. Ich wollte keine Abertausende von Eventualitäten. Und allem voran wollte ich es auch nicht wahrhaben. Hielt die Flamme der Hoffnung, dass die Ärzte sich irrten, am Lodern und nährte sie mit Bildern, auf denen man nichts vom Down-Syndrom erkennen konnte.

Hätte ich damals schon das Internet befragt, dann hätte ich vielleicht schnell mitbekommen, dass eine niedrige Thrombozytenanzahl eine typische Begleiterscheinung des dreifachen 21. Chromosoms ist. Und ich hätte es nicht erst Monate später bei der genetischen Beratung erfahren.

Ich stellte diese Frage übrigens noch zwei weiteren Ärzten und alle verneinten. Es folgten tägliche Blutabnahmen, meist in meiner Abwesenheit und mit besorgniserregenden Ergebnissen. Der Thrombozytenwert des Blutes stieg leicht und fiel dann wieder weiter ab.

Zur gleichen Zeit wurde ein Extrem-Frühchen auf die Station gebracht. Wir erkannten das Kind unter den vielen Kabeln gar nicht. Es lag am anderen Ende des Raums. Das kleine Wesen bündelte die ganze Aufmerksamkeit des ohnehin schon unterbesetzten Personals. Wofür ich zu jeder Zeit vollstes Verständnis hatte. Damals war mir der bereits vorherrschende Pflegenotstand noch nicht bewusst. Aber instinktiv tat ich selbst, was ich konnte, um die Versorgung meines stabilen Kindes, so gut es ging, selbst zu übernehmen. Ich sah, wie sich Ärzte in großen Teams um das Bett versammelten. Ich sah die verzweifelten Eltern und konnte nicht anders, als dankbar zu sein. Dankbar, dass mein Kind mittlerweile nahezu ohne Hilfe atmete. Dass ich sie in den Arm nehmen konnte. Sogar versuchen durfte, sie an der Brust zu stillen. Der Verdacht der Diagnose rückte immer weiter in den Hintergrund.

Dann kam die Nacht, als das Frühchen in einen separierten Nebenraum gebracht und die Rollos heruntergelassen wurden. Die Eltern und Großeltern waren da. Natürlich durfte das Personal nichts dazu sagen, aber die andere Mutter und ich, die wir in dieser Nacht da waren, um unsere Kinder zu versorgen … wir wussten es. Wussten, dass sie entschieden hatten, das Kind gehen zu lassen. Wir saßen da und drückten unsere Kinder an unsere Brust, während uns stumm die Tränen über die Wangen rollten und wir auf die geschlossenen Rollos starrten. Wir blieben in dieser Nacht viele Stunden dort, obwohl wir unseren Schlaf brauchten. Wir konnten unsere Kinder nicht loslassen. Sahen, wie die gebrochenen Eltern die Station zum letzten Mal verließen.

Es ist so unvorstellbar, dass niemand darüber nachdenken will. Sternenkinder waren für mich viele Jahre ein Tabuthema. Ich glaube, diese Nacht hat das verändert. Es ist so wichtig, dass darüber gesprochen wird. Dass wir verwaisten Eltern die Chance geben, über ihre Kinder zu sprechen, indem wir sie nach ihnen fragen.

ZU GAST

Katharina ist 2019 mit ihrem Mann und zwei Kindern nach Singapur gegangen und wird dort mit ihrem dritten Kind schwanger. Sie erhält die Diagnose Trisomie 21 während der Schwangerschaft. Die kleine Carlotta wird in Singapur geboren und stirbt wenige Tage nach ihrer Geburt.

Es ist die Stille vor dem Schrei. Ich drehe mich um, fassungslos, entzückt, erschöpft. Habe Angst, mich in der Nabelschnur zu verheddern, aber die Krankenschwester hilft mir. Es ist der 29. April 2020,

10.38 Uhr Singapurer Ortszeit und ich habe gerade mitten in einer weltweiten Pandemie ein Kind mit Trisomie 21 zur Welt gebracht. Zwei Jahre später sitze ich hier ohne mein Kind und überlege, wo ich anfange. Wie ich anfange.

Was ist der Beginn dieser Reise gewesen? Die zähen Verhandlungen um das dritte Kind? Wenn wir nach Singapur umziehen, dann darf ich aber noch ein Kind kriegen? Ich lasse nicht locker, der Mann ist nicht begeistert. Er sagt: »Wir haben doch zwei gesunde Kinder, einen Jungen und ein Mädchen sogar, Traumkombi, was willst du mehr? Was, wenn es nicht gut geht?« Ich wische seine Bedenken weg. Dann ziehen wir um und ich werde sofort schwanger. Ich habe schlimmes Heimweh, fühle mich nicht gut, und so ist das Erste, was mir entfährt, als ich auf die zwei Striche schaue: »Scheiße!« Ich schäme mich, der Mann ist sauer: »Du hast es doch so gewollt.« Ja, schon, aber. Ich weiß nicht, wo mir der Kopf steht. Ich komme in der tropischen Hitze nicht klar, und ich mache mir Gedanken, wo ich gebären soll und ob meine Eltern und Geschwister das Kind auch ja bewundern kommen können.

Die Odyssee beginnt mit einem Besuch bei einer Top-Gynäkologin. Sie beglückwünscht mich, der Herzschlag sei »strong«, ein gutes Zeichen. Ich werde aufgeklärt über die hiesigen Untersuchungsmethoden. Entscheide mich für eine Nackenfaltenmessung statt des hier üblichen Harmony-Tests. Nicht ein Gedanke daran, dass ich diesmal ein anderes Ergebnis bekommen könnte. Meine Mutter kommt zu Besuch, sie lacht, als wir ihr mitteilen, dass sie wieder Oma wird. Sie kommt mit zur Frauenärztin, wir plaudern, ich schaue kaum hin, alles Routine.

Am nächsten Tag bekomme ich eine E-Mail von der Frauenärztin persönlich. Meine Ergebnisse seien da und die Wahrscheinlichkeit auf eine Trisomie 21 beim Baby liege bei 1:10. Ich beginne zu weinen; ich spüre, dass die Berechnung stimmt. Zwei Wochen später dann die Bestätigung. Es ist ein Mädchen und sie hat Trisomie 21. Quälende Wochen beginnen. Ich weiß, dass ich das Kind bekommen werde, aber ich hadere damit. Bin wütend auf die Welt und das Kind, in den dunklen Stunden weine ich: »Warum kannst du nicht von allein gehen?« Dann wieder die Scham über diese Gedanken und das Wissen, dass ich das Kind sowieso schon liebe.

Es folgen unzählige Untersuchungen, wir melden uns bei der Down-Gesellschaft Singapurs an. Die Ärztin unterstützt mich, auch wenn sie mir deutlich vor Augen hält, dass das Kind nie einen guten Job haben wird. Die Top-Spezialisten Singapurs erkennen anhand der Ultraschalluntersuchungen kaum Defekte. Wir sind froh und gleichzeitig nicht froh. Ich schwebe in einem Zustand aus ambivalenten Gefühlen wie »Bitte geh!« und »Ich freue mich auf dich!«.

Zwei Tage nach dem errechneten Termin ist es so weit. Ich habe Wehen und werde in der Nacht in den Kreißsaal gebracht, ein kleines Zimmer mit riesigem Flachbildfernseher. Hebammen gibt es nicht, nur Krankenschwestern, deren Singlish ich hinter ihrer Verschleierung nicht verstehe. Ich will keine PDA, wir gehen spazieren und irgendwann steht die schöne zarte Frauenärztin in Gummistiefeln über dem Designer-Dress neben mir. Und Carlotta kommt. Ich werde nie vergessen, wie sie dalag, das Down-Syndrom hab ich ihr sofort angesehen. Ich habe gelacht und geweint und gesagt: »Da bist du ja endlich.« Ich bin so glücklich. Ich schneide die Nabelschnur durch, noch immer hat sie kein Geräusch von sich gegeben. Ich weiß noch, dass ich in dem Moment dachte: Was für ein entspanntes Baby ist das denn?! Bis sie blau wird und die Kinderärztin anfängt, ihre Brust zu massieren, und sehr hektisch wird. Sie reißen sie weg, ich heule: »Gebt mir mein Baby!«

Als ich wach werde, dürfen wir sie sehen, aber nicht auf den Arm nehmen. Dass ich sie erst halten darf, als sie 16 Tage später stirbt, weiß ich da zum Glück noch nicht. Ich bin genervt, mir wird klar, dass wir nicht sofort nach Hause können. Abends gehe ich schlafen, erschöpft.

Ich werde mitten in der Nacht wach, weil jemand neben meinem Bett steht. Es ist die Kinderärztin und sie hat einen Schlafanzug an. Ich erschrecke. Und da sagt sie: »Es tut mir unendlich leid, aber Ihrem Baby geht es sehr schlecht.« Ich schaue die Ärztin ratlos an, sie sagt, ich solle meinen Mann anrufen. Ich bin wie eine Maschine, gehe duschen, der Mann kommt, ich zittere, er geht zu ihr. Als ich nachkomme, sehe ich sie und falle ins Bodenlose. Das Bett ist voller Geräte, Medikamente intravenös verabreicht, es piept, es blinkt, ihre Augen sind abgeklebt, sie ist schwer sediert. Und es beginnt eine 16-tägige Odyssee, die sich für mich anfühlt wie ein ganzes Leben.

Immer noch, selbst zwei Jahre später, verfolgen mich Bruchstücke aus dieser Zeit. Wie wir am dritten Abend den Gang entlangrennen wie im Film, weil die Krankenschwester kommt und schreit: »Das Kind stirbt.« Wie ich die Ärztin anflehe: »Bitte retten Sie mein Kind!« Ich kann die Kälte in den Räumen der NICU bis heute fühlen, den Geruch, die Geräusche. Alles hing an diesen Pieptönen, und ich wusste genau, welche uns gefährlich werden konnten. Zwischendurch gibt es Entspannung, wir versuchen sie wegzubekommen von der Hochdruck-Beatmung, minimale Hoffnung. Und dann irgendwann geht wieder nichts mehr voran, der Lungendruck steigt, immer neue vermutete Diagnosen kommen hinzu, nichts bestätigt sich. Ich sitze Tag und Nacht an ihrem Bett, schaue sie an, singe, aber darf sie nicht anfassen, denn dann geht die Sauerstoffsättigung wieder runter. Und dann, es ist Sonntagabend, ich sitze allein auf dem Gang, da sagen mir die Kinderärztin und die Herzspezialistin, dass Carlotta nicht mehr von der Beatmung wegkommen wird. Ich bin fassungslos, fühle mich wie betäubt. Ich rufe den Mann an, trinke meinen Karamellkaffee, der zu meinem Dauerbegleiter geworden ist, und starre die Wand an. Am nächsten Tag sage ich der Ärztin, dass ich den Eindruck habe, Carlotta wolle nicht mehr. Die Ärztin beginnt zu weinen. Wir lassen sie nottaufen.

Es ist Donnerstag, der 14. Mai, und es wird der Tag sein, an dem mein Kind stirbt. Wir beschließen mit den Ärzten, die Adrenaline zu reduzieren, die Sedierung wird erhöht, sie soll keine Schmerzen leiden. Gegen Mittag geht die Sättigung so weit runter, dass man sie mir in den Arm legt. Ich erschrecke: Wie soll das gehen, ich kann doch kein sterbendes Baby halten. Einen Moment lang würde ich sie am liebsten einfach loslassen. Aber sie ist so zart, so weich. Ich halte sie im Arm, singe, sage ihr, dass ich sie liebe. Die Schwestern machen Videos und Fotos. Später denke ich oft: Wer ist die Frau auf diesem Bild? Ich sehe aus wie nicht von dieser Welt und so habe ich mich damals auch gefühlt.

Etwas später zieht man ihr den Beatmungsschlauch und endlich sehe ich ihr schönes Gesicht. Und dann schaut sie mich an. Ganz tief, ganz lange, bis sie die Augen schließt und nie mehr öffnen wird. Ich halte sie, während sie stirbt, und stelle mir vor, ich sei ein Vogel, ich fliege weg, in ein anderes Universum, wo mein Kind nicht stirbt. Dann sagt die Ärztin »She's gone« und ich spüre den Aufprall. Die Worte werden mich für die nächsten Monate permanent begleiten, ich kann sie heute noch hören.

Als sie tot ist, werden wir nach oben ins Zimmer gebracht, wo uns die Kinder besuchen dürfen, um ihre tote Schwester kennenzulernen. Ich reiße mich für die beiden Großen zusammen, lache und scherze sogar, aber innerlich friere ich die ganze Zeit. Als die Kinder weg sind und die Schwestern kommen, um Carlotta mitzunehmen, will ich sie nicht loslassen. Sie wickeln sie in eine Plastikunterlage ein, verschnüren sie, in mir stirbt noch mehr. Wir tragen Carlotta nach unten in die Katakomben, dort lege ich sie in den Kühlschrank. Wir gehen raus, plötzlich breche ich zusammen, ich muss mein Kind wiedersehen, ich renne zurück und man holt sie wieder raus. Ich werfe mich schreiend über das eingewickelte Bündel, ich glaube, alle schauen betreten weg. Ich verhalte mich so, wie es in Asien absolut unüblich ist. Irgendwann gehe ich, als gebrochener Mensch. Ich betrete das Schattenreich der verwaisten Eltern.

Die Monate danach sind grausam, ich schaffe es oft nicht aufzustehen, nehme am Leben nur minimal teil. Ich brauche unendlich viel Zeit für mich, versinke in Büchern von anderen Eltern, die ihr Kind verloren haben. Ich nehme Kontakt auf zu einer Frau in Deutschland, die ihr Kind mit Trisomie 21 ebenfalls kurz nach der Geburt verloren hat, einige Wochen nach mir, und sie wird mein größter Halt. Immer wieder frage ich sie: »Werden wir jemals wieder glücklich?« Und sie sagt: »Ja, das werden wir.« Ihr Optimismus, ihre Klarsicht retten mir vielleicht das Leben. Mehr als einmal wünsche ich mir, das Auto vor die Wand zu fahren, aber ich weiß, dass ich es nie tun würde, wegen der Kinder, die noch hier sind, die mich brauchen. Ich fühle mich vollkommen zerrissen, der ständige Schmerz erschöpft mich.

Irgendwann lerne ich über ein Projekt einige andere verwaiste Mütter kennen, und sie werden enge Freundinnen, meine Vertrauten. Freunde, die sich anfangs unglaublich liebevoll um uns gekümmert haben, fangen an, sich zurückzuziehen. Ich bin verletzt, empfinde es als Verrat und weiß doch innerlich, dass ich vielleicht genauso reagieren würde. Wir sind der Welt zu viel in unserem Elend. Meine Ehe kann der Belastung nicht standhalten. Ich wünsche mir wie wahnsinnig noch ein Kind, habe eine Fehlgeburt, der Mann sagt: »So, jetzt ist Schluss! Ich kann nicht mehr.« Und dann zerbricht unsere Beziehung, zerschellt auf einer Picknickwiese mit Blick auf Singapur.

Noch ein Verlust, noch ein Abschied. Und doch: Im Angesicht der Tragödie um das Ende meiner Ehe beginne ich zu begreifen, was mir Carlottas Tod gebracht hat. Das Wissen um meine Stärke und dass ich nichts, aber auch wirklich gar nichts kontrollieren kann, so sehr ich das auch immer gern wollte. Ich werfe meinen Perfektionismus über Bord, frage mich, wann ich angefangen habe, so viel auf das Bild nach außen zu geben. Es ist eine unglaublich befreiende Erkenntnis, dass ich vor nichts mehr Angst haben muss, denn das Schlimmste ist mir schon passiert und das Leben ist trotzdem einfach weitergegangen. Und plötzlich sehe ich immer mehr Licht. Dann muss ich lachen, ich weiß gar nicht, wie ich es erklären soll, dass es keine Sekunde gibt, in der ich nicht an sie denke, dass ich es aber gar nicht bewusst tue. Es ist einfach da. Und trotzdem – oder vielleicht gerade durch ihren Tod – kann ich das Leben genießen.

Als Tilda fünf Tage auf der Welt war, wollte ich endlich ein Arztgespräch mit Pio an meiner Seite. Es war der erste Tag, an dem uns ein junger Pfleger zugeteilt war. Er war noch etwas unbeholfen und lange nicht so routiniert wie die meisten Schwestern auf der Station, machte seine Arbeit aber sehr gewissenhaft. Ich bat ihn darum, die diensthabende Ärztin zu uns zu schicken, um mit ihr über die neuesten Blutwerte zu sprechen. Ich fragte mehrfach nach, während wir neben Tildas Bett im Großraum der Station saßen und sie friedlich auf Pios Brust schlief, nachdem sie eine ordentliche Portion Milch verputzt hatte.

Dann sahen wir die junge Ärztin auf uns zukommen. Es waren auch andere Eltern zu dieser Zeit da, was in diesem Moment kein Problem für mich darstellte.

Wir saßen. Pio halb liegend. Die Ärztin hatte noch eine junge Frau dabei. Vielleicht eine Studentin? Ich weiß es nicht.

Sie stand über uns und blickte auf uns herab. Nahm Tildas Akte zur Hand, blätterte sie durch und sagte: »Ach ja, die genetische Untersuchung war ja auch positiv. Über was genau wollten Sie mit mir sprechen?«

Stille.

Leere.

Boden weg.

Kein Wirbelsturm mehr. Nur noch Rauschen.

Sie blickte in unsere Gesichter, und ich glaube, sie sah, was sie gerade gemacht hatte.

»Ich wollte mit Ihnen über die Thrombozyten sprechen. Es hieß, das Ergebnis kommt erst in vier Wochen«, flüsterte ich mit leiser Stimme.

Schweigen. Nervöses Blättern.

»Ach so, ähm, ja, also das ist ja auch nur das Ergebnis des Schnelltests. Ja, an Ihrer Stelle hätte ich mir das auch noch nicht sagen lassen. Besser, Sie warten auf die endgültigen Ergebnisse.«

»Gehen Sie einfach.«

»Ja, aber haben Sie noch irgendwelche Fragen?«

Ich konnte nur noch leise flüstern. Da rollten Wellen heran. In mir. Riesige Tsunami-Wellen, die mich gleich wegreißen sollten. »Gehen Sie einfach!«

Sie ging. Vielleicht sagte sie noch etwas. Ich hörte es nicht mehr. Die Welt stand still. Tränen bahnten sich ihren Weg, liefen ohne Unterlass. Wir hielten einander fest. Ich kann mich nicht erinnern, ob wir etwas sprachen. Ich weiß, dass der junge Pfleger zu uns kam und fragte, ob er etwas für uns tun könne.

Ich antwortete ihm: »Lassen Sie diese Frau nie wieder in die Nähe meiner Tochter.«

Irgendwann verließen wir die Station. Legten Tilda in ihr Bett und gingen raus. Da standen wir in der warmen Sommerluft vor dem Krankenhaus und ich weinte wie nie zuvor in meinem Leben. Konnte nicht aufhören. Welle um Welle schüttelten mich Schluchzer aus dem tiefsten Inneren und krümmten meinen Körper. Pio konnte nichts weiter tun, als mich festzuhalten. Ich weiß nicht, wie ich diesen Tag ohne ihn überstanden hätte. Er stand da wie ein

Fels und hielt allen Tsunami-Wellen stand. Alles Funktionieren war weg. Ich stand da und wusste nicht mehr, wo ich bin. Spürte keinen Boden mehr unter den Füßen. War gefangen in meiner Trauer, erfüllt von Ungläubigkeit, hilflos, einsam und schämte mich gleichzeitig für alle diese Gefühle.

Mit jedem Schluchzer hatte ich das Gefühl, meine wundervolle Tochter zu verraten.

Diese Ärztin hat einen Fehler gemacht. So sollte das nicht ablaufen. Sie war jung, sie hat nicht nachgedacht. Sie wird geglaubt haben, dass es schon jemand anderes gesagt hatte. Und dann hat sie in ihrer eigenen Verunsicherung alles nur noch schlimmer gemacht.

An dieser Stelle mal zur Erklärung, was der »Schnelltest« ist: Die Aussage dieses Tests ist zuverlässig. Das ist nicht wie mit einem Corona-Schnelltest, der fälschlicherweise mal positiv ausfällt und der genauere PCR-Test ist dann negativ. Der Schnelltest auf Trisomie 21 sagt lediglich aus, ob eine Trisomie 21 vorliegt. Er sagt aber noch nichts darüber aus, welche Form vorliegt.

FAKT

Down-Syndrom: Was ist das eigentlich genau?

Das Down-Syndrom oder die Trisomie 21 ist keine Krankheit. Es beschreibt eine Veränderung des 21. Chromosomenpaares. Bei Menschen, bei denen eine Trisomie 21 vorliegt, ist das Chromosom 21 dreimal statt zweimal vorhanden. Neurotypische Menschen haben 46 Chromosomen, die als Paare angeordnet sind. Jeweils ein Chromosom vom Vater und eines von der Mutter.

Die allermeisten Menschen mit Trisomie 21 haben eine sogenannte »freie Trisomie«, was bedeutet, dass es einfach eine Laune der Natur ist, bei der Zellteilung ein drittes Chromosom hinzuzufügen. Das kann auch an anderen Stellen als an dem 21. Chromosom passieren, führt in den meisten Fällen allerdings dazu, dass das Kind nicht überlebensfähig ist. Es werden zwar durchaus auch Kinder mit Trisomie 13 und 18 geboren. Ihre Lebenszeit ist in der Regel jedoch erheblich verkürzt.

Die »freie Trisomie« ist nicht erblich. Die Wahrscheinlichkeit dazu erhöht sich mit dem Lebensalter der Mutter, was in der Alterung der Eizellen begründet liegt.

Es gibt neben der »freien« noch zwei weitere Formen der Trisomie 21, die das *Deutsche Down-Syndrom Infocenter* auf seiner Website wie folgt beschreibt:

»**Translokation.** Bei der Translokationstrisomie 21 ist ebenfalls ein zusätzliches Chromosom 21 vorhanden. Ein Abschnitt eines zusätzlichen Chromosoms 21 hat sich mit einem anderen Chromosom verbunden, meistens mit der Nr. 13, 14, 15 oder 22.

Bei dieser Variante des Down-Syndroms kann ein Elternteil »Überträger« sein. Es besteht eine erhöhte Wahrscheinlichkeit, dass weitere Kinder auch mit dieser Form des Down-Syndroms zur Welt kommen. Eine Translokation kommt bei zirka 3 % der Kinder mit Down-Syndrom vor.

Mosaik. Bei der Mosaik-Variante findet die ungleiche Verteilung (Nondisjunktion) der Chromosomen erst nach der Befruchtung in den ersten Zellen des entstehenden Kindes statt. Das Kind weist dann sowohl Zellen mit 46 als auch Zellen mit 47 Chromosomen auf. Trisomie-21-Mosaik kommt nur bei 1 bis 2 % der Kinder mit Down-Syndrom vor.«

(Quelle: DS-Infocenter https://www.ds-infocenter.de/html/dswasistdas.html)

Das Down-Syndrom kann gesundheitliche Einschränkungen mit sich bringen und geht immer mit einer mindestens geistigen Behinderung einher.

Benannt wurde es nach dem englischen Arzt John Langdon Down, der 1866 erstmals die »klassischen Merkmale« beschrieb.

Es war der fünfte Tag nach der Geburt. Gemeinhin bekannt als der Tag, an dem die Hormone einer gebärenden Frau vollends aus dem Gleichgewicht geraten. Ich jedenfalls war aus meinem Gleichgewicht geraten. So klar die Erinnerung an den Moment ist, als die junge Ärztin vor uns stand, so verschwommen ist alles, was danach geschah. Das alles lief ab wie in einem Film.

Es brauchte viele Wochen und Monate, bis ich aufhörte, mich für meine damaligen Gefühle zu schämen. Nicht eine Sekunde, keinen Wimpernschlag lang hat die Gewissheit über die Diagnose etwas an der Liebe zu meiner Tochter geändert. Weshalb es mir umso schwerer fiel, mich mit meiner eigenen Reaktion zu versöhnen.

Erst viele Monate später, als ich, mittlerweile zurück in Nordrhein-Westfalen, auf einer Autobahn im Stau stand und in meinem Kopf den Brief an mich selber formulierte, der nun weit über 10.000-mal gedruckt in ganz Deutschland Eltern und Fachpersonal erreicht, erst dort, als mir wieder Tränenströme wie Sturzbäche über die Wangen liefen, verstand ich: Ich verstand, dass meine

Trauer in Ordnung war. Weil sie sich niemals auf Tilda selbst bezog. Sie bezog sich auf das, was ich mir ausgemalt hatte. Auf das Leben, das ich vermeintlich nicht führen konnte. Sie bezog sich auf meinen Verlust, der absolut real war. Für den ich mich nicht zu schämen brauche.

Wenn ich damals in die Zukunft hätte blicken können, um zu sehen, was dieser Verlust für unsagbar kostbare Gewinne hinter sich verbarg, ich hätte es schlichtweg nicht geglaubt. Weil ich an diesem Tag gefangen war in der Bodenlosigkeit, in der Verzweiflung.

Irgendwann waren wir wieder auf dem Zimmer. Die Frau, mit der ich mir die letzten drei Tage das Zimmer geteilt hatte, war am Morgen mit ihrem Kind zusammen entlassen worden.

Wir riefen eine Schwester, und als sie mich sah, fragte sie, was geschehen sei. In wenigen Worten sagte ich es ihr und bat sie inständig, dass an diesem Tag keine neue glückliche Mama mit gesundem Kind in mein Zimmer gebracht werden sollte. Sie versprach zu tun, was in ihrer Macht läge. Sie hielt Wort.

Und sie holte den Oberarzt zu uns. Der, der Tage zuvor den Wirbelsturm losgetreten hatte. Der, der gemeint hatte, wir müssten es nicht testen lassen.

Ich habe nur wenige Erinnerungen an das Gespräch. Noch weniger daran, was Pio und ich miteinander sprachen. Ich war verschwunden im Nebel.

Wir verbrachten an diesem Tag noch viel Zeit bei Tilda. Unterhaltungen blieben dabei nicht in meinem Gedächtnis. Ich hatte auch keine Kraft, meine Familie anzurufen. Niemand wusste es. Nur wir.

ZU GAST

Janina ist zweifache Mutter, Kinderärztin in einem Universitätsklinikum, außerdem Kinderchirurgin und forscht im Bereich des Neuroblastoms, zuletzt verbunden mit einem einjährigen Aufenthalt in Stanford, Kalifornien. Nebenbei betreibt sie einen erfolgreichen Instagram-Kanal, auf dem sie großartige unaufgeregte Aufklärungsarbeit rund um alle Themen der Kindermedizin und Corona betreibt.

In der Klinik gibt es Tage, an denen ich als Ärztin eine Diagnose überbringen werde, die das Leben der Menschen verändern wird. Manchmal ist es nur eine »kleine Sache« wie »Ihr Kind hat einen Leistenbruch. Das sollte operiert werden«, aber auch dabei rutscht manchen Eltern verständlicherweise das Herz in die Hose. Doch meistens ist es mit einem einmaligen Eingriff danach behoben, eine Krankheit geheilt, Kinder wie auch Eltern gehen unbeschwert ihren Weg weiter und nehmen am gesellschaftlichen Leben ohne Veränderung teil.

Und manchmal sind es eben auch die »großen Sachen«. Die Diagnosen, die das Leben, so wie man es bisher hatte, auf den Kopf stellen. Denn manchmal überbringe ich Nachrichten wie »Die Verdachtsdiagnose hat sich bestätigt. Ihr Kind hat das Down-Syndrom«, und dann gilt es einen gemeinsamen Weg zu finden, alle Fragen und Themen zu besprechen, die für das Kind und die Eltern und/oder Familienmitglieder wichtig sind.

Im Medizinstudium ist ärztliche Gesprächsführung ein Lehrinhalt, der eigentlich an jeder Universität im Curriculum steht. Allerdings ist die Umsetzung dieser Kurse sehr unterschiedlich. Mittlerweile sind mündliche Prüfungen, Beispielsituationen, Schauspielpatienten und anschließende Feedbackgespräche die Regel. Trotzdem sind diese Kurse oft auf Tumorerkrankungen und Mitteilungen des Therapieversagens mit Bezug auf das Versterben des Patienten bezogen. Das ist in Anbetracht der demografischen Struktur unserer Gesellschaft verständlich. Allerdings werden in diesen Kursen die besonderen Bedürfnisse von Eltern und Kindern, bei denen es um Diagnosemitteilungen geht, die das weitere Leben betreffen, außer Acht gelassen. Viele Reaktionen von Patienten oder Angehörigen sind zwar ähnlich in Bezug auf Trauer, Verdrängung, Wut oder Leugnung, aber die Komplexität der Familiensituation für die vielen folgenden Jahre ist in der Pädiatrie eine andere und im Studium unterrepräsentiert.

In der fachärztlichen Weiterbildung wird davon ausgegangen, dass man während seiner normalen ärztlichen Tätigkeit auf einer Station die Gesprächsführung »im Alltag« erlernt oder dass Berufsanfängern von einer Oberärztin oder einem Oberarzt zur Seite gestanden wird. Dem ist oft nicht so, da Personal- und Zeitmangel die Kliniken beherrschen. Es liegt häufig also nur in der Hand der einzelnen Mitarbeitenden, ob so ein Gespräch gut geführt wird und ob die jeweilige Führungsperson präsent und empathisch im Vorhinein die Wichtigkeit einräumt oder ob dies in der Anonymität der Visite untergeht. Viele Eltern oder Zugehörige haben auch im Jahr 2022 keine vorbereitenden Gespräche erfahren und das muss sich dringend ändern.

Was können und sollten wir aus ärztlicher Sicht tun, um gute Rahmenbedingungen für ein Gespräch zu schaffen, das den Eltern immer in Erinnerung bleiben wird?

Tipps für Ärzte und Ärztinnen:

- Einen ungestörten Raum suchen und sich die Zeit nehmen.
- Das Gespräch offen damit beginnen, ob es schon Fragen oder Themen gibt, über die gesprochen werden soll, oder ob man selbst beginnen soll.

- Erklären, wie es zu dem Verdacht gekommen ist oder wie der Test ausgefallen ist.
- Zeit lassen für Fragen, für Emotionen, für Stille, für Gedanken.
- Nicht bewerten.
- Sätze vermeiden wie »Aber man kann ein ganz normales Leben führen«, »So schlimm ist das nicht«, »Rechnen Sie nicht damit, dass Ihr Kind mal rechnen können wird«.

Menschen mit Down-Syndrom sind eine heterogene Gruppe, wie alle anderen Menschen auch, und sowohl den Mythos des immer glücklichen Kindes als auch die mögliche maximale Entwicklungsverzögerung in den Vordergrund zu stellen ist hier fehl am Platz. Es gibt Kinder mit Herzfehler und ohne, mit Darmproblemen und ohne, welche, die später ein Buch schreiben werden, und welche, die nie sprechen werden.

Ich verstehe aber sehr gut, dass man als Ärztin eine Einordnung der Diagnose gibt, auch wenn diese sich im späteren Leben nicht bewahrheiten sollte, da man sonst auf Fragen wie »Wird mein Kind irgendwann sprechen können?« oder »Wird mein Kind viel Therapie brauchen?« immer nur mit »Das kann ich Ihnen leider nicht sagen« antworten würde. Diese Antwort würde zum Beispiel sehr ängstliche Eltern in ihrer Sorge bestätigen, dass »das Kind nie etwas können/erleben« würde. Einen Satz wie »Ihr Kind wird später circa auf dem Entwicklungsstand eines xy Jahre alten Kindes bleiben« nehmen manche Eltern als Schock wahr und andere Eltern als eine gute Prognose, während es für uns aus ärztlicher Sicht eine neutrale Einschätzung aus einer Studie sein kann. Ob dieser Satz gesagt werden sollte oder nicht, kann in dem Moment nur der empathischen Einschätzung der Situation und der aktiven Nachfrage überlassen werden.

- Aktiv danach fragen, ob die Eltern eine Einschätzung hören möchten oder nicht. Wenn Eltern eine Einschätzung hören möchten, weil sie vielleicht gar keine Vorstellung eines Syndroms haben, dann kann man aus seinem Erfahrungsschatz der Klinik und Praxis antworten, eventuell mit Beispielen.
- Weiteren Plan festlegen und besprechen, was als nächste Diagnostik ansteht und welche Therapie- und Fördermöglichkeiten es gibt.
- Ein zweites, später erfolgendes Gespräch anbieten, da sich die meisten Fragen erst im Nachhinein ergeben.
- Den Eltern etwas Schriftliches zurücklassen (Notizen, Beratungshefte, Flyer), um sich daran erinnern oder festhalten zu können. Manchmal verschwimmen die ärztlichen Worte, und jeder Mensch sollte die richtigen Diagnosen oder Bezeichnungen zur Hand haben, wenn man sich danach mit Freunden/Freundinnen, Familie oder Google berät.
- Interdisziplinär arbeiten.

Es ist es besonders wichtig, sich mit anderen Familien auszutauschen oder auch mit Physiotherapeuten, Logopädinnen oder Menschen aus der Sozialarbeit, und das Kind nicht nur aus der Arztsicht zu beurteilen. Wir sehen nicht den Alltag der Kinder, sondern nur deren Weg in die Praxis oder Klinik.

Tipps für Eltern:

Auch wenn diese Tipps vielleicht bei Lesen dieses Buches für den einen oder anderen zu spät kommen, sind sie vielleicht für folgende Gespräche hilfreich:

- Schon offene Fragen vorher aufschreiben, damit man sich an sie erinnert oder nicht eine auslässt, falls man im Gespräch vom Thema abkommt.

- Ihr dürft schon am Beginn des Gespräches sagen, wenn ihr bestimmte Dinge nicht hören wollt. »Wir möchten bitte nicht über die Prognose xy sprechen.« »Ich möchte das Worst-Case-Szenario bitte nicht geschildert bekommen.«
- Eure Einschätzung zu einzelnen Themen ausdrücken. Zum Beispiel: »Wir sind sehr zuversichtlich, dass sich Thema xy gut entwickeln wird, und möchten daher über die Förder- und Therapiemöglichkeiten sprechen« oder »Das Thema xy belastet uns gerade nicht, da benötigen wir eher keine weiteren Informationen« oder aber »Besondere Sorgen macht uns das Thema xy, könnten wir darauf unseren Fokus legen?«.
- Oder auch das Recht verdeutlichen, dass man alles wissen und keine in Watte gepackten Aussagen hören möchte: »Wir möchten gerne alle Wahrscheinlichkeiten wissen.«
- Versuchen zu verstehen, dass Ärztinnen und Ärzte manche Dinge aus rechtlichen Gründen sagen müssen (in Aufklärungsgesprächen, vor Operationen oder in Notfällen), ohne dass sich das auf die eigene Person oder das eigene Kind bezieht. Man darf sich davon abgrenzen.

Denn das, was für die eine Familie eine enorme Einschränkung bedeutet, entspricht nicht dem, was eine andere Familie dabei empfindet.

Jede Familie darf dann das für sich nutzen, was ihr gerade guttut, und bei Fragen jederzeit auf die behandelnden Personen zurückkommen.

Der nächste Morgen kam und ich saß wie jeden Morgen zusammen mit Jaqueline und Eva-Maria beim Frühstück. Unser Tisch – wie jeden Morgen der einzige, an dem kein Kinderbett stand. Wir hatten uns längst daran gewöhnt. Es war fast ein bisschen wie in einer

Jugendherberge – wir die Clique, die nicht zu den anderen passte. Der Nebel umgab mich noch immer, und ich war nicht fähig, so zu tun, als ob nichts wäre. Also sagte ich es den beiden. Waren sie mir in diesen Tagen doch auch so unglaublich viel näher als meine Familie und Freunde. Wir saßen im gleichen Boot. Oder jetzt nicht mehr? Gehörte ich noch dazu? Wo gehörte ich denn jetzt überhaupt hin? Wohin meine Tochter?

Ich weiß nicht, was ich sagte. Weiß, dass ich kein Mitleid wollte und Zuversicht ausstrahlen wollte. Ich weiß aber auch, dass ich geweint habe. Was ich noch viele Male mehr tun sollte, wenn ich es anderen Menschen sagte. Und ich weiß auch, dass die beiden zwar bestürzt waren, aber meine Gedanken, dass ich jetzt nicht mehr dazugehöre, wegwischten. Ich habe es nicht angesprochen, und auch sie haben nichts gesagt, was man so verstehen könnte. Es war einfach die Art und Weise, wie sie mit mir umgingen. Dafür werde ich ihnen auf ewig dankbar sein. Keine Ahnung, wie ich die Tage dort in der Blase ohne die beiden überlebt hätte.

OPEN MIND

»Sie leidet unter dem Down-Syndrom.«

Sprache schafft Wirklichkeit. Deshalb sollten wir darüber nachdenken, wie wir Sprache einsetzen.

Ich selber habe vor der Geburt meiner Tochter niemals intensiv über gewisse Redewendungen nachgedacht. Seitdem Tilda in unser Leben getreten ist, wird mein Sprachgebrauch kontinuierlich bewusster. Der Satz »Er oder sie leidet unter dem Down-Syndrom« ist dafür ein gutes Beispiel. Denn Leiden hat, egal wie es ausgelegt wird, niemals eine positive Bedeutung. Was also bedeutet es, wenn wir einen solchen Satz verwenden? Es heißt, dass wir das Down-Syndrom in unser aller Unterbewusstsein negativ belegen. Als würde es nicht schon reichen, dass ein Mann ausgerechnet mit dem Namen Down dieses Syndrom erforschte und dadurch auch benannte. Daher kann ich nur daran appellieren, Sätze wie diesen einfach aus dem Sprachgebrauch zu streichen und durch das neutrale »Er oder sie hat das Down-Syndrom« zu ersetzen.

Pio kam früh an diesem Tag, nachdem die Ärztin uns den Boden unter den Füßen weggezogen hatte. Er wirkte schon so viel gefasster als ich. Seine Zuversicht ließ wieder Licht durch den Nebel dringen. Anfangs nur wenig, aber es wurde eindeutig heller, ab dem Moment, als wir gemeinsam an Tildas Bett saßen.

Der Nebel lichtete sich weiter, als eine Frau zu uns trat. In der Hand ein kleines Geschenk. Eine rosafarbene selbst genähte Knisterwolke. Sie stellte sich als Frau B. vor, sie sei Sozialarbeiterin. Sie gratulierte uns zur Geburt unserer Tochter und bewunderte das kleine hübsche Baby voller Aufmerksamkeit und Wärme. Sie bot uns an, dass wir mit ihr kommen könnten, um ein bisschen zu reden. Wir folgten ihr. Blickten noch mal auf unsere wunderschöne Tochter und fanden endlich einen Raum voller Ruhe, in dem uns jemand gegenübersaß, den es wirklich interessierte, wie es uns ging.

»Also, ich finde es super. Unsere Tochter passt nicht ins System.«

Da war er der Satz, der so vieles in sich trägt und änderte. Mein Mann, der Fels in der Tsunami-Brandung, stand schon so viel fester auf dem Boden als ich. Sah die Chancen, die unser Leben bereithält, weil das System »Höher, schneller, weiter« für uns vermeintlich nicht greift.

Doch gleichzeitig bringt dieser Satz auch auf den Punkt, was mir am Anfang die meiste Angst machte: »Wo wird Tilda ihren Platz in unserer Gesellschaft finden?« Denn das gesellschaftliche System, in dem wir leben, hat noch so vieles zu lernen, bis auch Menschen wie meine Tochter ganz selbstverständlich mitgedacht werden.

Da waren so viele Gedanken in meinem Kopf:

Wird sie jemals sprechen?

Muss ich ab jetzt bis an mein Lebensende jede Entscheidung für sie treffen?

Werde ich, wenn ich sie ansehe, immer nur das Down-Syndrom sehen?

Wird sie laufen? Wird sie Freunde haben? Werden andere sie hänseln?

Ich werde niemals Großmutter werden!

Was werden unsere Freunde und Familien sagen?

Was kommt auf uns zu? Was heißt das alles medizinisch? Wie lange wird sie leben?

Sie wird das Tagebuch, das ich während der Schwangerschaft geschrieben habe, niemals lesen!

Ich hatte Bilder im Kopf von übergewichtigen Menschen mit verschwommener Sprache und dünnen Haaren. Heute weiß ich nicht, wieso sich dieses Bild in meinem Kopf geprägt hat. Habe ich doch vorher Woche um Woche den spargeldünnen quirligen Jonas im Schwimmbad beobachtet. Aber ihn sah ich in meinem Kopf ebenso wenig wie die 50 tollen Mütter mit ihren Kindern, die zum Welt-Down-Syndrom-Tag 2018 in ihren Autos ein Lied mit ihren Händen gebärdeten. Bilder, die während meiner Schwangerschaft so präsent waren, als hätte das Universum mich schon darauf vorbereiten wollen. Aber an diesem Tag waren sie nicht da. Verschüttet unter Vorurteilen, Stigmatisierungen und Ängsten.

Ich weinte viel. Es tat gut, dort mit Frau B. zu sitzen, die meinen Ängsten und den starken Aussagen meines Mannes lauschte. Ihre Zugewandtheit und der unerschütterliche Glaube meines Mannes daran, dass es gut ist, wie es ist, holten mich aus dem Nebel. Die Broschüre, die Frau B. mir mitgab, fand ich inhaltlich zwar spannend, aber ehrlicherweise in ihrer Aufmachung nicht wirklich ansprechend.

Ich weiß nicht mehr, wer mich auf ein Conny-Wenk-Buch im Stillzimmer aufmerksam machte, aber ich bin sehr dankbar, dass es so war. Ich glaube, es war eine der anderen Mütter. Ich konnte es nur Stück für Stück lesen und weinte viel. Das half. Geschichten von anderen zu hören, die das auch durchgemacht haben.

Neben all dem, was in meinem Kopf passierte, gab es da ja auch noch meinen Körper. Mit entzündeten und schlimm schmerzenden Brüsten und nach wie vor diversen Klammern an meinem Bauch. Da die Praxis des Klammerns in diesem Krankenhaus nicht durchgeführt wurde, brachten mir die Klammern viele staunende Blicke und nichts als Ärger ein. Als ich mich damals im OP dafür entschied, hatte ich auch nicht gedacht, am nächsten Tag neun kleine Metallklammern, die wie Haarspangen mit Widerhaken aussahen, beim Verbandswechsel zu sehen. Leider brachten die Klammern aber niemanden von den vielen Schaulustigen dazu, sie zu entfernen. Hatte man mir doch gesagt, sie könnten spätestens am sechsten Tag rausgenommen werden. Ich wartete fast eine Stunde auf der gynäkologischen Station darauf, bis sich eine Ärztin entschieden hatte, nicht mehr als die Hälfte zu entfernen.

Wieder so eine Sache, bei der ich nicht auf die Ärzte hätte hören sollen. Stattdessen hatte ich also nur zwei Hosen, die ich überhaupt tragen konnte, und permanente Schmerzen, weil ich mit den Dingern ständig irgendwo hängen blieb oder anstieß.

Es war ein Segen, als ich endlich von der Station in ein Begleitzimmer gleich neben der Intensivstation umziehen konnte. Es war derselbe Tag, an dem wir Frau B. trafen.

Es war der Tag, als ich meine Schwester anrief und ihr sagte, dass ihre Nichte Trisomie 21 hat, und sie ins Telefon rief: »21? Das ist die gute Trisomie. Ein Glück!«

Es war der Tag, an dem ich meinen besten Freundinnen schrieb, weil ich ihre direkte Reaktion nicht mitbekommen wollte. Weil ich nicht in Tränen ausbrechen wollte, wenn ich es ihnen sagte. Weil ich wollte, dass sie nachdenken, bevor sie mir antworten. Es war eine gute Entscheidung. Ich bekam warme und sehr liebevolle Worte zurück. Keine Spur des Bedauerns. Kein Mitleid.

Es war der Tag, an dem sich der Nebel Stück für Stück lichtete, und ich begriff, dass es wahr ist. Dass ich nun eine Tochter mit Down-Syndrom habe.

Und heute kann ich sagen: Es war ein guter Tag.

Einen Tag später hatten wir noch einen Termin bei einer Psychologin, die sich am Ende bei uns für das Gespräch bedankte mit den Worten: »Heute habe ich noch was dazugelernt. Ich wünschte, mehr Eltern wären so weit wie sie nach so kurzer Zeit.«

Die letzten Tage auf der Intensivstation waren davon geprägt, dass ich bei jeder Blutabnahme dabei war, meinen Unmut über die schlechte ärztliche Betreuung endlich in Worte fasste und am Ende in einem langen bunten Kleid hinter Pio herlief, der unser rundum wundervolles Baby in einer Babyschale aus dem Krankenhaus trug. Das war der Moment, als Tilda das erste Mal in ihrem Leben frische Luft im Freien atmen durfte und auch ich tief Luft holte und einen Abschnitt meines Lebens hinter mir ließ, der mich für immer verändert hatte.

KAPITEL 3

Ankommen im neuen Leben – aber wie?

Die erste Nacht war schlimm. Tilda schlief seelenruhig, aber ich nicht. Schreckte ständig hoch und weinte viel. War völlig überfordert damit, zu Hause zu sein. Und noch mehr, weil es so war. Hatte ich doch tagelang darum gekämpft, endlich mein Kind heimbringen zu dürfen. Doch stattdessen lag ich nun da und war am Boden zerstört, weil sich das ersehnte Gefühl von »zu Hause ankommen« bei mir einfach nicht einstellen wollte. Mir fehlte das Piepsen der Monitore und die Gewissheit, dass da jemand ist, der jederzeit aufpasst. Ich spürte, dass die Mechanismen des Funktionierens, die ich mir in den vergangenen Tagen angeeignet hatte, zu Hause einfach nicht mehr griffen.

Es gab keine Zeiten mehr zum Füttern, gab keine klingelnden Telefone mit freundlichen Schwestern-Stimmen, die mich baten, zu kommen. Plötzlich lag die Verantwortung ganz allein bei uns. So, wie wir das gewollt hatten, die ganze Zeit, wie wir es uns nicht sehnlicher herbeigewünscht hatten. Aber es fühlte sich nicht so an, wie ich es mir ausgemalt hatte.

Ich weiß, dass ich in jener Nacht darüber nachdachte, ob ich gerade in eine Wochenbett-Depression rutschte, und es machte mir unsagbare Angst. Ich glaube, ich spürte nur einen Funken von dem, was Frauen dabei durchmachen müssen – und allein das war schon die Hölle für mich.

Irgendwann wurde es Tag, und die Schreckgespenster der Nacht wurden langsam blasser, bis die Sommersonne sie komplett überstrahlte. Wir bestaunten unsere Tochter. Kabellos und winzig klein. Auf der Intensivstation, zwischen den Frühchen, wirkte sie so groß, doch als wir sie in den Stubenwagen legten und mit einem Kinderkopfkissen zudeckten, erschraken wir beide, wie winzig sie doch eigentlich war.

Es wurde Mittag und klingelte an der Tür. Unsere liebe Hebamme Brunhilde trat ein und begrüßte Tilda und mich mit so viel Wärme und Ruhe, dass die Schrecken der Nacht sich plötzlich vollkommen unwirklich anfühlten. Zu Anfang sprach sie nicht viel, sie fragte, wie es mir ginge, und ich erzählte ihr, wie es Tilda ergangen war. Berichtete alles, angefangen vom Kaiserschnitt bis zur Entlassung. Doch über mich sprach ich dabei nicht viel.

Also fragte sie erneut: »Lara, wie geht es dir?«

»Kannst du mir bitte endlich diese Klammern aus meinem Bauch machen?«

»Natürlich.«

Ich lehnte mich auf dem Sofa zurück und gab die leuchtend rote Narbe frei, die nach wie vor von einigen der Klammern »geziert« wurde. Aber Zierde ist hier wohl der falsche Ausdruck. Sah es doch eher aus wie ein medizinisches Experiment aus einem anderen Jahrhundert.

Während Brunhilde sich die Hände desinfizierte, sprach sie mit ihrer ruhigen und langsamen Stimme zu mir:

»Die wollen diese Klammern normalerweise immer zurückhaben, aber bei dem, was du durchgemacht hast, können wir, glaube ich, darauf verzichten, sie zurückzuschicken.«

Ich musste zweimal darüber nachdenken, bis ich begriff, dass es kein Scherz war. Ebenso wenig wie von dem Chefarzt vor neun Tagen, als ich im OP lag.

Sie beugte sich über mich und löste eine Klammer nach der anderen mit spitzen Fingern. Genauso, wie man Klammern aus Haaren löst. Und ich konnte es nicht glauben, dass es so einfach war und die Ärzte und Ärztinnen so eine Riesensache daraus gemacht hatten. Wenige Sekunden und schon war ich dieses Ärgernis endlich los. Ich blickte Brunhilde an und fragte sie fassungslos:

»Das war's?«

»Ja.«

»Aber das hätte ich doch auch einfach selber machen können.«

»Ja, eigentlich schon, aber ich wusste nicht, ob du das vom Kopf her kannst.«

So lag ich da und mir liefen Tränen über die Wangen. Zu gleichen Teilen vor Dankbarkeit, weil ich endlich diese Klammern los war, und vor Ärger, dass ich sie so lange an meinem Körper belassen musste, weil auch in diesem Fall keiner richtig mit mir kommuniziert hatte.

Tilda an meiner Brust anzulegen hatte im Krankenhaus nur kleine Erfolge gehabt. Mit einem Stillhütchen (das ist eine kleine Hilfe, die über die Brustwarze gestülpt wird und dem Kind das Saugen erleichtert) hatte sie schon einige Male an der Brust getrunken. Doch gab es im Krankenhaus die Vorgabe, dass das Kind vor und nach dem Stillen gewogen werden musste. Wenn sie nicht genug getrunken hatte, gab es anschließend noch eine Flasche – zum Glück mit Muttermilch, denn die floss nach wie vor sehr gut, sodass es mehr gekühlte Milch gab, als wir brauchten. Ich hatte auch eine Pumpe mit nach Hause bekommen. Alles Dinge, um die wir uns auch kümmern mussten: Rezepte, Apothekenbesuch, Anleitung, Nachfragen,

Verbindlichkeiten, Anweisungen, wann das nächste Rezept abgegeben werden musste, und vieles andere Organisatorische. Ein kleiner Vorgeschmack auf das, was in den nächsten Jahren unser täglich Brot werden würde und bis heute ist.

Ich bin froh, dass mich im Krankenhaus niemand verunsichert hatte und keine Sätze wie »Kinder mit Down-Syndrom kann man eh nicht stillen« gefallen sind. Besonders ermutigt hat man mich auf der Intensivstation allerdings auch nicht. Dort gab es keine Stillberatung und das Personal war auf die Kinder fokussiert. Was richtig ist. Da blieb einfach keine Zeit, um einer unerfahrenen Mutter das Stillen beizubringen. Wichtig waren nur die Grammzahlen, die stetig hochzugehen hatten.

Das Geburtsgewicht hatten wir bei der Entlassung noch nicht wieder erreicht. Natürlich auch etwas, was die Ärzte besorgte. Aber nun saß ich da auf meinem Sofa und blickte auf das lange graue Haar von Brunhilde, während sie Tilda anlächelte und schließlich zu mir sagte:

»Kinder mit Trisomie 21 brauchen oft länger, um ihr Geburtsgewicht wieder zu erreichen. Da machen wir uns mal keine Sorgen und hören jetzt auch auf mit dem täglichen Wiegen, solange es ihr gut geht und sie trinkt.«

Und dann legte ich Tilda das erste Mal mit Vertrauen an. Mit Hilfe. Mit Zuspruch. Mit den Worten im Ohr:

»Das wird! In spätestens ein paar Tagen haben wir sie von der Flasche weg.«

Brunhilde sollte recht behalten. Es dauerte nur zwei Tage, bis ich Tilda komplett stillte, und nach einiger Zeit, es waren vielleicht zwei bis drei Wochen, schaffte sie es dann auch ohne Stillhütchen.

Auch wenn ich mit sehr vielen Brustentzündungen und verstopften Milchkanälen zu tun hatte, die ich teils sogar mit einer Nadel aufstechen musste, blicke ich heute trotzdem auf eine wundervolle Stillzeit von gut eineinhalb Jahren zurück. Dass ich das tun kann, ist nicht zuletzt dem Zuspruch von Brunhilde zu verdanken. Nicht jede Hebamme hat schon Erfahrung mit dem Down-Syndrom und immer wieder höre ich Geschichten von verunsichernden Aussagen.

ZU GAST

Theresa ist seit vielen Jahren Hebamme und kam durch die Geburt ihres Neffen vor 13 Jahren persönlich in Kontakt mit der Diagnose Down-Syndrom. Das hat sie dazu bewogen, sich auf die Begleitung von Eltern von Kindern mit Behinderung zu spezialisieren.

Über das Down-Syndrom gibt es viele Mythen und Legenden, die falsch oder überspitzt sind. Auch bei Fachpersonal gibt es leider noch sehr oft veraltete und nicht zutreffende Vorstellungen.

Meiner Schwester wurde 2009 bei der Geburt ihres Sohnes gesagt, ihr Leben, wie sie es kennen würde, wäre nun vorbei. Ihr Sohn würde nie sprechen lernen, geschweige denn lesen oder schreiben. Sie würde nie mehr normal in den Urlaub fahren können und ihr Sohn werde wahrscheinlich an Krebs erkranken. Aber es wären ja sooo liebe Kinder.

Und ich denke, wir wissen, wie falsch die Ärztin der Kinderklinik damals damit lag.

Einer dieser Mythen ist, dass Babys mit Down-Syndrom nicht gestillt werden können. Das hält sich bis heute auch noch unter einigen Fachleuten.

Und, ja, häufiger als bei Kindern ohne Down-Syndrom kann es zu Stillproblemen kommen. Der hohe Gaumen und die Hypotonie (schwache/fehlende Muskelspannung) auch der Zunge, häufig auch Zusatzdiagnosen wie zum Beispiel Herzfehler, können zu Problemen führen, müssen es aber nicht. Wenn man allerdings als Mutter von vornherein gesagt bekommt »Du wirst dein Baby ja sowieso nicht stillen können«, ist die Chance natürlich groß, dass es nicht funktionieren wird.

Unzählige Beispiele beweisen: Ein Baby mit Down-Syndrom kann, wenn es der Wunsch der Mutter ist, erfolgreich voll oder teilweise gestillt werden. Ich selbst kenne einige Beispiele aus meiner Praxis als freiberufliche Hebamme. Bei einem erschwerten Stillstart und um den Prozess des Stillenlernens zu unterstützen, können Stillhilfsmittel wie zum Beispiel ein Brusternährungsset eingesetzt werden. Es ist in diesen Fällen außerdem sinnvoll, sich entsprechend kompetente Unterstützung durch eine fachkundige Hebamme oder Stillberaterin hinzuzuholen, auch Unterstützung durch eine logopädische oder Physiofachkraft, die nach Castillo Morales arbeitet, kann durchaus sinnvoll sein.

Außerdem ist es wichtig zu wissen, dass Kinder mit Down-Syndrom meist eine andere Gewichtsentwicklung haben. Fast immer ist eine langsamere Gewichtszunahme als bei neurotypischen Kindern zu beobachten. Die Kurven im Kinderuntersuchungsheft und in Apps sollten hier also nicht zurate gezogen werden. Übrigens auch nicht die Längenwachstumskurven. Wenn man das weiß, kann man ganz viel Stress aus einer Still- oder Füttersituation nehmen. Leider sind diese speziellen Gewichts- und Größenkurven noch nicht jeder Hebamme und jedem Kinderarzt und jeder Kinderärztin bekannt.

Oft bekomme ich von jungen Kolleginnen die Fragen gestellt: Was benötigen Eltern nach der Geburt ihres Babys mit Down-Syndrom? Und wie können Hebammen die frisch gebackenen Eltern nach der Geburt dabei begleiten?

Die wichtigste Aufgabe einer Hebamme im Wochenbett ist es, die Eltern des Kindes dort abzuholen, wo sie »gerade stehen«. Es ist wichtig, sie durch eine achtsame Begleitung und Unterstützung in ihrer Rolle als frisch gebackene Eltern zu stärken und sie kompetent für ihr Baby zu machen.

Eltern sollen lernen, ihr Baby und Alltagssituationen gut und sicher einschätzen zu können. Dafür brauchen sie Raum und Zeit, aber auch Unterstützung. Die einen mehr, die anderen weniger. Sie benötigen einfühlsame und bestärkende Begleitung. Grundsätzlich gilt dies natürlich für alle Eltern.

Aber selbstverständlich bedarf es bei jedem Eltern-Kind-Paar einer individuellen Betreuung. Daher ergibt sich dann eben doch der eine oder andere Unterschied, wenn man Eltern von einem behinderten, beeinträchtigten oder kranken Baby in der Betreuung hat.

Ein besonderer Fokus sollte auf eine intensive Eltern-Kind-Bindung gelegt werden.

Viele Eltern »funktionieren« nach einer Diagnose wie dem Down-Syndrom nur noch. Gerade wenn das Baby nach der Geburt in der Kinderklinik liegt, bleibt oft keine Zeit, sich damit zu befassen, eine Mutter, Co-Mutter oder ein Vater zu sein. Trotz zahlreicher Studien, die die positiven Vorteile des Känguruhings belegen, ist es leider in vielen Kinderkliniken immer noch kein Standard, mit seinem Kind auf nackter Haut zu kuscheln.

Dabei weiß man, dass damit eine Besserung der Herzaktion, Atmung, Körpertemperatur und ein besserer Stillstart einhergeht. Es gibt sogar Hinweise darauf, dass es eine positive Auswirkung auf die geistige und motorische Entwicklung und das Wachstum von Frühchen hat. Außerdem trägt es auf beiden Seiten zur Entspannung bei und senkt den Stress. Daher sollte spätestens zu Hause auf viel Kuschelzeit Wert gelegt werden. Idealerweise kuschelt man mit einem nackten Baby auf nacktem Oberkörper, und das täglich bis zu zwei Stunden, gerne auch länger.

Auch ein sogenanntes Bondingbad nach Brigitte Meissner kann hilfreich sein, die Bindung zwischen Eltern und Kind zu fördern.

Sinnvoll kann darüber hinaus auch ein »Hausbesuch« bei der Mutter in der Kinderklinik sein. So kann ein Rahmen geschaffen werden, in dem die Mutter mit einer vertrauten Person ihre Sorgen und Ängste besprechen kann.

Nach der Entlassung aus der Klinik sollte die Mutter Wochenbett halten und alle sollten zur Ruhe kommen. Jeder sollte die Möglichkeit erhalten, sich im eigenen Tempo und ohne Druck mit der neuen Situation vertraut zu machen. Ich lege solche Hausbesuche gerne an das Ende meines Arbeitstages, so bleibt genügend Zeit zum Zuhören, für Gespräche, Tränen, Wut, Trauer, Enttäuschung und Fragen – ganz ohne Zeitdruck.

Natürlich sollte zu einem späteren Zeitpunkt auch auf Selbsthilfegruppen, andere betroffene Eltern, die Beantragung eines Pflegegrades und eines Behindertenausweises hingewiesen werden. Aber hauptsächlich geht es bei den Hebammenbesuchen darum, die Eltern dabei zu begleiten, einen guten Umgang mit der Diagnose Down-Syndrom und mit ihrem Baby zu finden. Da sein, zuhören, behutsam und unterstützend begleiten, das ist das Wichtigste.

Brunhilde war auch eine der wenigen, die mir halfen, die Kraft zu finden, um den Kontakt zu anderen Müttern von Kindern mit Down-Syndrom aufzunehmen. Dieser Zuspruch und diese Unterstützung sind unendlich viel wert. Ich wünsche mir sehr, dass jede Mutter solch eine Betreuung erfahren darf. Ich glaube und hoffe, dass ich mit meinem eigenen Engagement dazu beitragen konnte und kann. Doch dazu später mehr.

FAKT

Was ist zu beachten?

Es gibt einige medizinische Fakten, die bei der Beurteilung von Kindern mit Trisomie 21 bedacht werden sollten. Auch zusätzliche Untersuchungen, die empfohlen werden. Und wie schon angesprochen, gibt es spezielle Kurven zur Beurteilung von Gewicht und Wachstum. Leider haben nicht alle Fachleute diese Informationen parat. Deshalb lohnt es sich, als Eltern selbst die Initiative zu ergreifen.

Ein gutes und umfangreiches Produkt zur Information dafür ist das DS-Gesundheits-Check-Heft vom *Down-Syndrom Infocenter*. Es kann dort online bestellt werden (kostet 5 Euro, Stand 2022). www.ds-infocenter.de

---

Nachdem wir an diesem ersten Tag ausführlich über alles gesprochen hatten, was wir durchgemacht hatten, fragte ich Brunhilde, wann ich endlich zum ersten Mal mit meiner Tochter spazieren gehen dürfe.

Aus großen Augen schaute sie mich an, als ich anschließend über die Lehne der Sofas kletterte, um etwas zu holen. Wir hatten damals ein großes Ecksofa, das in den Raum ragte, und es war immer schon meine Angewohnheit gewesen, so aufzustehen.

Brunhilde sah Pio an und sagte:

»Hast du das gesehen?« Er nickte.

Und dann setzte ich mich zurück und sie sah mir tief in die Augen.

»Lara, du bist jetzt zu Hause. Du darfst jetzt im Wochenbett ankommen. Du musst nicht klettern, nicht funktionieren, nicht spazieren. Leg dich hin. Lass dich umsorgen.«

Ich starrte sie an und versuchte zu begreifen, was sie meinte.

»Das heißt, ich darf nicht spazieren gehen?«

»Das heißt, du sollst dich ausruhen, und in drei bis vier Tagen schauen wir mal, ob ihr vielleicht mal eine kleine Runde machen könnt.«

Erst viele Wochen später verstand ich sie. Doch nach den Tagen des »Eingesperrtseins«, des fremdbestimmten Lebens, nach diesen Tagen der »Nichtnormalität« wollte ich einfach nichts anderes, als endlich wieder selbst entscheiden, wo ich wann hingehen konnte. Ich bin ja prinzipiell nicht so der Mensch, der tagelang fein damit ist, zu Hause zu bleiben. Tilda übrigens auch nicht. Weder als Baby noch heute. Nach ein bis zwei Tagen braucht auch sie Abwechslung.

Doch auch wenn ich nicht verstand, warum ich mich plötzlich nach einer Woche rumrennen und Ständig-in-Bewegung-Sein wieder hinlegen sollte, hörte ich trotzdem auf Brunhilde. Vielleicht auch, weil Pio es mir immer und immer wieder vorhielt und acht darauf gab, dass ich mich auch wirklich an Brunhildes Anweisungen hielt.

Zwei Tage nach meiner Entlassung aus der Klinik kam unser erster Besuch. Tildas wundervolle Patentante, auch liebevoll Mietzi-Oma genannt. Sie war der einzige Mensch gewesen, der auch ins Krankenhaus gekommen war. Die Einzige, die reindurfte, weil wir sie als Verwandte ausgaben. Was sie für uns auch ist, auch wenn unser Blut das nicht bestätigt. Verwandtschaft wird eben nicht nur vererbt. Wie dankbar ich für diese umsorgende und pragmatische Frau an meiner Seite war und bin!

Sie bringt immer etwas Sinnvolles »anstatt Blumen« mit. Mal ein paar Socken, mal eine Mikrowelle, und wenn sie Pakete schickt, dann werden die nicht mit Zeitungspapier ausgestopft, nein, sie nutzt ganze Klopapierrollen und Taschentücherpackungen dafür. Denn die »braucht ja schließlich jeder«.

Dieser Besuch war der Auftakt des Erzählens. Auch wenn ich bei ihr gar nicht so vieles erklären musste, weil wir eh im täglichen Kontakt standen und sie auch die Einzige war, mit der ich vor der offiziellen Bestätigung der Diagnose überhaupt darüber gesprochen hatte.

Der zweite Besuch war einer, den ich in all den Tagen im Krankenhaus sehnlichst herbeigewünscht hatte: meine zwei engsten Freundinnen Patricia und Anne. Sie waren zu jeder Zeit an meiner Seite. Während der Schwangerschaft, nach der Geburt und an jedem einzelnen Tag von Tildas Leben.

Heute weiß ich, dass es nicht selbstverständlich ist, dass Freundschaften »einfach weiterlaufen«, wenn Eltern eine lebensverändernde Diagnose erhalten. Ganz im Gegenteil. Viele Geschichten, die ich gehört habe, sprechen eine andere Sprache als jene, die ich erfahren durfte.

Ich kann gar nicht erklären, wie viel es bedeutet, Menschen an seiner Seite zu haben, die einem mit jeder Faser ihres eigenen Ichs uneingeschränkt zeigen, dass sie sich über dein Kind freuen, dass sie aber eben auch ihre Schulter zum Ausweinen reichen, wenn es nötig ist. Die einen Laden nach dem anderen ablaufen, um ein Stillshirt zu besorgen, die in deiner Abwesenheit Blumen auf dein Zimmer stellen, einfach nur um zu zeigen, dass sie da sind.

Der Moment, als sie Tilda das erste Mal live sahen und in den Arm nahmen, war von einem ganz besonderen Zauber für mich und, ich bin mir sicher, auch für sie. Und auch wenn wir heute fast

700 Kilometer zwischen unseren Haustüren haben, sind sie jederzeit da und ein wichtiger Bestandteil von meinem und auch Tildas Leben. Mittlerweile hat unsere Mädelstruppe sogar noch ein Mitglied mehr. Wie gerne ich mich an den Tag zurückerinnere, als ich Patricia fragte, ob sie pränatale Tests machen lassen will. Mit großen Augen sah sie mich an und erwiderte: »Wieso?«

Darauf ich: »Na ja, du hast es ja nun miterlebt.«

Ihre Augen wurden noch größer, und sie sagte einen Satz, der mir bis heute eine wohlige Gänsehaut verursacht: »Wieso sollte ich? Also, wenn ich vor einem keine Angst habe, dann wohl vor dem Down-Syndrom. Ich meine, sieh sie dir doch an.«

Und wir beide blickten lächelnd auf die spielende Tilda und schlossen dann einander in die Arme und hielten uns lange fest.

OPEN MIND

»In den ersten Jahren macht es eh keinen Unterschied.«

Tja, dieser Satz verfolgt mich. Auch in Bezug auf das Babyalter habe ich ihn in diversen Zusammenhängen gehört. Und während es auf der einen Seite natürlich total wichtig ist, dass Eltern und ihre Kinder sich »normal behandelt« fühlen sollten, so ist es auch wichtig, allen Eltern ihren individuellen Freiraum für eine gewisse Trauerarbeit zuzugestehen. Das betrifft nicht nur Hebammen, sondern auch Familien, Freunde, Fachpersonal und jeden anderen Kontakt. Es gibt kein Patentrezept, um mit Eltern umzugehen. Für keinen. Sobald ein Kind in eine Familie kommt, völlig egal ob das erste oder fünfte, ob mit oder ohne Diagnose, so verändert das die Dynamik aller Beteiligten. Egal, wie viele Mitglieder eine Kernfamilie hat. Kommen dann noch ungeahnte Umstände obendrauf, von Klinikaufenthalt bis zu lebensverändernden Diagnosen, dann kann das ein gesamtes Familiengefüge aus dem Gleichgewicht bringen. Manche brauchen Tage, andere Jahre, um ihren Platz zu finden. Wichtiger, als die richtigen Fragen zu stellen, ist es, den Menschen zu zeigen und sie spüren zu lassen, dass ihnen die Zeit zusteht, die sie dafür brauchen.

Tilda war ein wirklich pflegeleichtes und absolut entspanntes Baby. Kann ich zumindest rückblickend sagen. Wirst du zum ersten Mal Mutter, dann ist ja erst mal alles neu und per se nicht tiefenentspannt. Und auch wenn Pio die Erfahrung, Vater zu werden, zum zweiten Mal gemacht hat, so war dieses Mal natürlich trotzdem alles anders. Doch ich glaube, wir stellten uns eigentlich ganz gut an. Schoben die To-dos von Eltern mit Kindern mit Behinderung fürs Erste auf die lange Bank. Abgesehen von den Arztkontrollen natürlich. Wir kamen erst mal an, verarbeiteten beide auf unsere Weise. Ich vor allem durch Darübersprechen. Wir portionierten den Besuch, und doch kam es uns beiden schon bald so vor, als hätten wir die Geschichte bereits Tausende Male erzählt. Wobei ehrlich gesagt hauptsächlich ich sprach.

Wenn ich heute auf diese Tage zurückblicke, wird mir klar, dass ich so sehr mit mir selber beschäftigt war, dass ich gar nicht weiß, ob ich Pio überhaupt fragte, wie es ihm ging.

Am dritten Tag nach der Entlassung bekam ich Brunhildes Okay für einen kurzen Spaziergang. Endlich! Ich musste raus. Ganz dringend raus. Pio kam heim, mit der Luftpumpe, um die Räder unseres neuen Kinderwagens aufzupumpen. Reifen eins, Reifen zwei, Reifen drei – alles wunderbar. Reifen vier noch. Die Aufregung stieg. Gleich ist es so weit. Und dann machte es *peng*! Der Reifen platzte und mit ihm all meine Erwartungen, Hoffnungen und Wünsche an diesen Tag. An diesen Ausflug.

Ich brach zusammen. Weinte, schrie.

Diese Szene ist vielleicht das Sinnbild für diese Zeit, in der ich oberflächlich gesehen schon so weit war: vermeintlich schon gut angekommen in unserem neuen Leben, in dem ich reflektierte, erzählte, mich um das kümmerte, was getan werden musste. Aber geschah etwas Unvorhergesehenes, dann warf es mich völlig aus der Bahn. Also, okay, ich konnte auch vorher schon nicht so gut damit umgehen, wenn ich mir was in den Kopf gesetzt hatte und dann plötzlich alles anders war. Was das betrifft, lerne ich jeden Tag dazu. Je selbstständiger Tilda wird, desto mehr schaffe ich es, meinen eigenen Steinbock-Starrkopf hintanzustellen.

Doch dieser Entwicklung stand der Tag mit dem geplatzten Reifen vornan. Für Pio, der ja tagtäglich einfach aus der Tür gehen und draußen sein konnte, kam mein Zusammenbruch völlig unerwartet, und ich glaube, er verstand auch nicht wirklich, was da gerade geschah. Also nahm er den geplatzten Reifen und lief los mit den Worten: »Wir kriegen das hin.«

Da saß ich also. Das Zittern verebbte langsam; ich begann wieder klar zu denken und fing an herumzutelefonieren, bis ich einen Kinderladen fand, der diese Reifen vorrätig hatte. Dann rief ich Pio an und gab ihm die Adresse und mit gerade mal zweieinhalb Stunden Verspätung machten wir uns endlich auf zu unserem allerersten Spaziergang als Familie. Es war nur eine kleine Runde durch den Kurpark, aber für mich bedeutete sie viel. Wir sprachen noch oft über diesen Tag. Den Tag des geplatzten Reifens. Den Tag, als wir Tilda zum ersten Mal in ihren Kinderwagen legten.

Ein erstes Mal von so vielen ersten Malen, die noch folgen sollten.

KAPITEL 4

Ich habe ein Fenster geöffnet – der wahre soziale Wert von Social Media

Ein erstes Mal, von dem ich mir niemals hätte vorstellen können, wie sehr es mein Leben beeinflussen würde, war das erste Mal, dass ich ein Bild von Tilda auf Instagram gepostet habe.

Das war wahrlich keine leichtfertige Entscheidung. Gab es doch bis dahin nicht mal Fotos von meinem eigenen Gesicht auf diesem Kanal. Und überhaupt nur sehr wenig wirklich Privates. Ich zeigte hauptsächlich meine Nähprojekte und hatte ein paar Urlaubsbilder aus Hongkong und Florida gepostet. Das war es. Eine Handvoll Follower, die meisten davon gute Bekannte.

In den Tagen, nachdem wir die Diagnose erhalten hatten, begann ich, mich auf Instagram umzusehen. Die ersten Tage, als ich zu Hause war, verbrachte ich immer länger in diesem virtuellen Raum und blickte durch kleine quadratische Fenster in die Wohn- und Kinderzimmer, in die Gärten, Autos und auf die Ausflugsziele von anderen Familien, die Kinder mit Down-Syndrom haben. Und mit jedem einzelnen Blick wurde mein Herz leichter, meine Zuversicht größer und mein Lachen breiter. Zukunftsängste wurden kleiner. Aber allem voran passierte eines: Ich fühlte mich verstanden. Denn da waren Menschen, die das Gleiche durchgemacht hatten wie wir. Da waren Geschichten, die unserer ähnelten. Gedanken und Gefühle, die ich verstand und durch die ich Verständnis erfuhr. Da waren kleine Anker und Haltegriffe, an denen ich mich in schlechten Stunden festhalten konnte. Dort lernte ich in kürzester Zeit so vieles.

FAKT

Down-Syndrom und Social Media

Wer in sozialen Netzwerken nach Content zu Behinderung und speziell zum Thema Down-Syndrom sucht, sollte sich die folgenden Hashtags ansehen und am besten gleich abonnieren.

Behinderung ist in sämtlichen sozialen Netzwerken sehr weit vertreten und bietet eine Menge guten Content und Aufklärung. Die Logarithmen verhindern allerdings oft, dass Menschen, die ansonsten keinen Bezug zu dem Thema haben, überhaupt einen Zugang finden. Also macht gerne auf Hashtags und Profile aufmerksam, denn es gibt so viele Inhalte da draußen, die für alle Menschen bereichernd sind.

Meine liebsten Hashtags:
#theluckyfew
#nothingdownaboutit
#lebenmitdownsyndrom
#downsyndromverbindet
#lebenmitbehinderung
#t21rocks
#t21love
#downsyndromeawareness
#lovedoesntcountchromosomes

Das erste Bild, das ich von Tilda mit Gesicht zeigte, war jenes, das auch auf ihrer Geburtskarte abgedruckt wurde. Meine liebe Freundin Patricia hatte ihr ein Shirt geschenkt, auf dem stand: »I will change the world.« Es war mindestens vier Nummern zu groß, aber ich hatte das dringende Bedürfnis, es ihr einmal anzuziehen. Ich legte sie in dem viel zu großen Shirt auf die von der Nacht noch zerknüllten Laken unseres großen Betts und machte ein paar Aufnahmen. Ich wusste schon damals, dass sie nicht nur unsere eigene kleine Welt verändern würde. Ich spürte es.

Zu dem Bild schrieb ich folgenden Text:

... unsere Welt hat sie bereits ziemlich auf den Kopf gestellt. Lange habe ich darüber nachgedacht, ob ich ein Bild poste, auf dem man das wunderbare Gesicht meiner Tochter sieht ... Eigentlich gehörte ich auch eher zu der Fraktion, die gegen das Veröffentlichen von Bildern der eigenen Kinder war. Aber seit vier Wochen hat sich so einiges in unserem Leben geändert – unter anderem meine Einstellung dazu. Wenn das Leben auf der Intensivstation beginnt und alles, was man sich einst ausgemalt hat, mit den Worten »Der Verdacht auf Trisomie 21 wurde bestätigt. Ihre Tochter hat das Down-Syndrom«, plötzlich vollkommen egal ist – dann beginnt die Zeit, wo sich Einstellungen, Grenzen und festgefahrene Vorstellungen verschieben oder sogar auflösen. Unsere Tochter hat uns ausgesucht, sie glaubt daran, dass wir die Richtigen sind, um sie auf ihrem Weg zu begleiten, zu schützen und auch von ihr zu lernen. Wir könnten nicht glücklicher sein. Wir wissen nicht, ob sie die ganze Welt verändern wird, aber unsere hat sie schon jetzt verändert – und zwar zu einer besseren Welt, in der wir der Liebe den Vorrang geben!

#lovedoesntcountchromosomes

Vor Tildas Geburt war ich sehr strikt dagegen, mein Kind im Internet zu zeigen. Ja, was soll ich sagen? Dieses kleine Mädchen hat bis heute schon so einige meiner absolut und vermeintlich unumstößlichen Grundsätze mit einem Zwinkern ausgehebelt.

Wie gesagt wurde Instagram für mich zur Zuflucht, zum Platz der Zugehörigkeit, und schnell entwickelte sich in mir das Gefühl, dass ich etwas beitragen wollte. Also sprach ich mit Pio darüber. Er hatte selbst gesehen, wie sehr mir diese Plattform half, und verstand, dass ich etwas zurückgeben wollte. Ich hätte es nie für möglich gehalten, dass wir dieses Gespräch einmal führen würden, aber wir taten es. Und wir entschieden gemeinsam, den Schritt zu gehen.

Was sich rückblickend vielleicht nach viel Einigkeit anhört, war und ist es wahrlich nicht immer. Mehr als nur einmal gerieten wir in Streit über Inhalte, Aussagen oder Entscheidungen. Auch hierfür gibt es leider keinen Fahrplan. Kein absolutes Richtig oder Falsch. Es ist ein stetiger schmaler Grat, der mit viel eigener Rechtfertigung und noch viel mehr Überlegungen und Ängsten und ständigem Hinterfragen gepflastert ist. Aber die wichtigsten Wege im Leben sind zugleich auch meist die holprigsten. So ist das eben einfach.

Um mal ein bisschen vorzugreifen, warum ich bis heute auf Instagram aktiv bin: Es sind Nachrichten wie die folgende, die immer wieder bei mir eintrudeln und mir beweisen, dass es einen Grund dafür gibt, dass wir damals diese Entscheidung trafen, auch wenn keiner von uns ahnte, was einst daraus werden würde.

Ein Zitat aus einer Originalnachricht:

»Ich bin den letzten Wochen so dankbar für deine Posts, ich folge euch zwei Lieben sowieso gern, aber irgendwie triffst du genau ins Schwarze. Wir hatten oder haben es grad nicht so leicht, und schon das 2. Mal in kurzer Zeit sitze ich weinend da und lese deinen

Post, und mir geht's einfach so viel besser. Danke, dass ihr das mit mir teilt. Wollte ich dir einfach mal sagen.«

OPEN MIND

»Bist du behindert oder was?«

Wie soll ich bloß schreiben, was ich dazu sagen will? Außer: Gebt denen das Wort zurück, denen es gehört, die es für Erklärung und Identifikation nutzen. Ich habe das Wort »behindert« selbst noch niemals als Schimpfwort oder für die Beschreibung einer nicht behinderten Person genutzt. Aber läuft man an einem Schulhof vorbei und hört einige Minuten zu, so scheine ich wohl eher die Ausnahme als die Regel zu sein.

Dass das Wort »behindert« zur Abwertung von Menschen genutzt wird, legt unser gesamt-gesellschaftliches Problem offen. Behindert zu sein ist weder etwas Abstoßendes noch sollte es Menschen ausgrenzen. Die Nutzung des Wortes auf dieser Ebene suggeriert aber genau das. Und ich habe es schon vorher in aller Deutlichkeit geschrieben: Sprache schafft Wirklichkeit.

Also lasst uns alle gemeinsam daran arbeiten, das Wort »behindert« denen zurückzugeben, denen es gehört, und es zu einem ganz normalen Wort zu machen. Angefangen damit, dass wir es ansprechen, wenn Menschen das Wort in einem anderen Kontext benutzen.

Eines der wichtigsten Learnings für mich war und ist, dass ich von Betroffenen und von Familien mit Kindern mit Behinderung viel mehr nützliche Informationen bekommen habe als von jeder vermeintlichen Fachstelle. Was aber neben all dem, was ich durch andere gelernt habe, noch viel wichtiger ist: Ich habe echte Freunde über Instagram gefunden. Freunde fürs Leben.

Erst letztes Wochenende besuchte uns meine liebe Freundin Beate mit ihrer ganzen Familie. Sie leben rund 400 Kilometer entfernt und trotzdem haben wir uns allein im letzten Jahr viermal gesehen. Und planen aktuell unseren gemeinsamen Sommerurlaub in Schweden.

Natürlich kommt man nicht automatisch mit jeder Familie zurecht, die auch eine Down-Syndrom-Diagnose erhalten hat, aber dennoch verbindet einen etwas. Eine Bekannte brachte es schön auf den Punkt: »Es tut so gut, den Small Talk zu überspringen, weil man sich sowieso gleich viel näher ist. Weil da etwas ist, das verbindet. Weil dein Gegenüber dich versteht und weiß, wovon du sprichst, ohne dass du etwas erklären musst.«

Beates Sohn Oskar wurde ein paar Wochen nach Tilda geboren. Ich war emotional schon sehr viel weiter als Beate, als ich ihren ersten Post las. Fühlte mich ihr sofort verbunden und wollte ihr beistehen. Aus Kommentaren wurden Nachrichten, wurden Anrufe, wurden Besuche, wurde eine tiefe Freundschaft.

Was ich in diesem Moment für Beate war, das war Sarah für mich. Sie war mir einige Wochen voraus. Bis heute melden wir uns nahezu täglich beieinander, und wenn nicht, dann fühlt es sich an, als hätten wir uns Ewigkeiten nicht gehört. Wir haben zusammen schon so einiges durchgestanden. Einander Halt gegeben. Das ist ein unendlich kostbares Geschenk, das wir durch Sarahs offizielle Patenschaft für Tilda besiegelten. Wenn ich heute darüber nachdenke, dann ist es fast wie ein Staffelstab. Immer wieder sehe ich auch jetzt, wie sich neue Mütter mit frischen Diagnosen gegenseitig stützen und sich Freundschaften entwickeln. Die Down-Syndrom-Community auf Instagram ist wie ein Dorf. Man kennt sich. Manchmal nur vom Profilnamen her, manchmal auch näher. Und wir alle wissen doch, dass es ein Dorf braucht, um ein Kind großzuziehen.

Damals, als ich Tildas erstes Bild postete, da kannte uns noch niemand. Heute ist das etwas anderes. Ich hadere immer mal wieder damit, dass wir diese Entscheidung über Tildas Persönlichkeitsrecht gefällt haben. Aber wenn mir ihre Kindergarten-Erzieherin dann erzählt, wie Tilda versucht hat, den heulenden Stoff-Kobold aus der Gefühls-Themenwoche zu trösten, dann weiß ich, dass sie einverstanden ist. Dass sie mir zustimmen würde, dass es gut ist, dass ihr Lächeln, ihr Lernen, ihr kleiner süßer Starrkopf ein Stück weit öffentlich stattfinden, um andere zu trösten und um der Welt zu zeigen, wie lebenswert ihr Leben ist.

Vieles von dem, was ich selbst in den sozialen Medien lernte, habe ich auch weitergetragen. Viele meiner Gedanken und Erkenntnisse habe ich geteilt. Mittlerweile ist es für mich sehr viel mehr als eine Freizeitbeschäftigung geworden. Und damit bin ich nicht die Erste.

ZU GAST

Tabea und ihr Bruder Mari starteten 2017 den Instagram-Kanal #notjustdown und sind mittlerweile auch über die Grenzen der Bubble bekannt. Mari ist erwachsen und hat das Down-Syndrom. Er und Tabea haben ein eigenes Geschäft mit bedruckten Shirts, Pullovern

und Taschen auf die Beine gestellt und klären auf sympathische und unaufgeregte Art und Weise auf.

Ich war damals mitten im Masterstudium Medienwissenschaft, als sich mehr und mehr mein Blick schärfte für die Berichterstattungen zum Thema Down-Syndrom und Menschen mit Behinderung. In den Jahren ab circa 2015 waren immer wieder Medienberichte zum Bluttest auf das Down-Syndrom aktuell, und wir als Familie mussten uns immer und immer wieder darüber empören, wie defizitär und negativ das Leben von und mit Menschen mit Down-Syndrom dort dargestellt wurde. Es machten sich so viele Gedanken in meinem Kopf breit darüber, was all diese medialen Bilder in den Köpfen der Menschen anrichten würden. Das Bild, das über die Diskussion um den PraenaTest vermittelt wurde (und immer noch wird), sagte vermehrt aus: Das Down-Syndrom ist etwas, das man lieber vermeiden sollte. Das Leben mit einem Kind oder Geschwisterchen mit Down-Syndrom scheint so schrecklich und belastend zu sein, dass selbst jungen Frauen ohne Risikoindikation dieser Bluttest nahegelegt wird.

Für mich als Schwester eines wunderbaren Bruders mit Down-Syndrom war das irgendwie nicht mehr auszuhalten. Mir haben die echten Bilder gefehlt. Echte Bilder von Menschen, die mit dem Down-Syndrom leben und von sich erzählen. Bilder von Familien, die aus eigener Perspektive berichten. Denn wie sollen Eltern nach einer Trisomie-21-Diagnose beim ungeborenen Kind solch eine Entscheidung abwägen nur auf der Grundlage dieser negativ gezeichneten Bilder in Nachrichten und Fernsehen? Wenn sie in ihrem privaten Alltag oftmals keine Berührungspunkte mit Menschen mit Down-Syndrom, Menschen mit Behinderung haben und gar nicht wissen, wie dieses Leben ist, welche Hürden es definitiv zu überwinden gibt, aber wie schön und »normal« es auch einfach sein kann?

Fakt ist: Berührungspunkte sind das A und O. Durch unser separierendes gesellschaftliches System, in dem Menschen mit und ohne Behinderung getrennt voneinander aufwachsen, leben und arbeiten, sind diese Berührungspunkte im privaten Alltag leider selten. Wenn es also offline eher schwer ist, überlegte ich mir, dafür die sozialen Medien zu nutzen. Denn bergen nicht gerade visuelle soziale Plattformen wie Instagram das Potenzial, Einblicke in Lebensrealitäten zu geben, die wir im Offline-Leben nicht haben, und uns so zumindest virtuell miteinander zu verbinden? Ich finde schon. Und deswegen habe ich im Rahmen meines Abschlussprojektes an der Uni 2017 gemeinsam mit meinem Bruder Marian #notjustdown ins Leben gerufen – unser kleines virtuelles Fenster in die Lebensrealität von und mit einem Menschen mit Down-Syndrom, erzählt aus der Geschwisterperspektive. Einen Geschwister-Blog zum Thema Down-Syndrom gab es nämlich damals noch nicht.

Unser Ziel: All den Medienberichterstattungen zum Trotz zu zeigen, dass das Leben von und mit Menschen mit Down-Syndrom alles andere als down ist. Ich überlegte mir aus medienwissenschaftlicher Perspektive genau, wen wir damit wie erreichen wollen, wie das Ganze aussehen soll und wie es funktionieren könnte, mit so einer Initiative sowohl Menschen zu erreichen, die bereits mit dem Thema Down-Syndrom in Kontakt gekommen sind, als auch solche, die kaum oder keine Berührungspunkte haben. Dass wir damit damals zur richtigen Zeit am richtigen Ort waren, zeigte uns unser nach der Veröffentlichung schnell wachsender Account, vor allem auf Instagram. Immer mehr Leute schauten plötzlich durch unser Fenster …

So schnell konnten wir uns daran erst gar nicht gewöhnen, und ich war zwischenzeitig recht überfordert mit dem Anspruch, den ich durch die wachsende Reichweite an mich und den Account stellte. Zum Glück hat mich Mari immer wieder daran erinnert, dass nach wie vor das gemeinsame Leben, der gemeinsame Alltag das ist, was wir den Leuten zeigen wollten, die kleinen Geschwistermomente einfach, die für uns so normal sind, für andere aber nicht.

Mari hatte von vornherein große Lust auf all das, und das ist auch nach wie vor die Grundvoraussetzung fürs Weitermachen. Er ist der Chef, und alles, was wir hochladen, ist von ihm abgesegnet. Für Mari ist die Öffentlichkeit zu etwas geworden, auf das er – und damit hatte ich in der Form vorher überhaupt gar nicht gerechnet – total stolz ist. Mari wurde schon immer von den meisten Menschen gemocht. Da er sich verbal aber nicht so verständlich mitteilen kann, wie wir es üblicherweise voneinander gewohnt sind, ist es ihm oft nicht möglich, Dinge, die er gerne teilen würde, zu vermitteln. Und das, obwohl Mari es eigentlich liebt, anderen von sich zu berichten und ein Ohr zu bekommen für seine Interessen und Geschichten. Durch #notjustdown kommen wir nun seit Jahren online mit Leuten in Kontakt, die Interesse an ihm haben, die Nachrichten an Mari richten, ihm Fragen stellen und Komplimente machen. Regelmäßig wird er dann auch im Offline-Alltag auf verschiedene Dinge oder Situationen angesprochen, die wir geteilt haben und auf die er dann wiederum, weil die Leute ja Bescheid wissen und dadurch die erste Sprachbarriere wegfällt, reagieren und mit den Menschen ins Gespräch kommen kann. Das alles hat Mari in den letzten Jahren ganz viel Selbstbewusstsein geschenkt. Er ist viel offener und kommunikativer geworden, und es ist so schön zu sehen, wie viel es ihm bedeutet, plötzlich nicht mehr jemand zu sein, der immer im Schatten kommunikativerer, präsenterer Leute steht, sondern jemand, der wahrgenommen wird. Jemand, der auch mal Interesse weckt und soziale Resonanz bekommt – ein sehr menschliches Bedürfnis. Allein dafür hat sich all das schon gelohnt.

Inzwischen sind über vier Jahre vergangen, und wir können selbst manchmal nicht so recht glauben, was in dieser Zeit alles geschehen ist. Über 65.000 Menschen sehen auf ihrem Handyscreen regelmäßig

Bilder und Videos von Mari, kommen mit uns ins Gespräch und empfinden laut eigener Aussagen oft freundschaftliche Gefühle. Immer wieder bekommen wir Nachrichten von Leuten, die uns berichten, dass sich ihr Blick auf das Down-Syndrom verändert hat, seit sie Mari »kennen« und online teilhaben an seinem Leben, dass sie mit Freunden und Bekannten über uns und das, was wir an Informationen teilen, sprechen. Und immer wieder kommen auch Nachrichten rein von Elternteilen, die uns schreiben, dass ihnen unsere Seite in der ersten Zeit nach der Diagnose Mut gemacht hat. Mut für die Freude auf das, was alles noch kommt. All diese Nachrichten bedeuten uns wahnsinnig viel. Es ist wie ein wahr gewordener Traum, dass das, was ich mir 2017 wissenschaftlich erarbeitet und dann mit Mari realisiert habe, einfach Wirklichkeit geworden ist. Unter dem Hashtag #notjustdown finden sich auf Instagram inzwischen zigtausend Beiträge aus aller Welt, die die gleiche Botschaft in die Welt hinaussenden: Das Leben mit Down-Syndrom ist alles andere als down.

Ich weiß nicht, wie unsere Zukunft aussieht, und ich weiß auch nicht, ob und wie ich meinen Instagram-Kanal weiter betreiben werde. Je älter Tilda wird, desto häufiger kommt es vor, dass sie mir zu verstehen gibt, dass sie nicht fotografiert werden will. Das respektiere ich. Vielleicht ändert es sich auch wieder. Vielleicht auch nicht. Ich weiß es nicht.

Jetzt im Moment kann ich mir jedenfalls nicht vorstellen, diesen Raum zu schließen. Ganz im Gegenteil. Durch Tilda erkannte ich den wahren sozialen Wert der sozialen Medien. Davor kann ich meine Augen auch nicht mehr verschließen. Die Chancen, die wir Eltern heute durch umfangreiche Aufklärung haben, die hatten diejenigen nicht, die vor zehn, 20 oder 30 Jahren einen Arzt vor sich stehen hatten, der sagte: »Es tut mir leid …« Diese Chance müssen wir nutzen und damit arbeiten. Aber dazu später mehr.

Neben digitalen Kanälen, in denen es leicht ist, die eigene Nische zu finden und sich mit Gleichgesinnten zu vernetzen, gibt es auch noch die soziale Interaktion im Leben 1.0, und die ist oft viel schwieriger, wenn man nicht in die vermeintlich geltende Norm passt.

KAPITEL 5

Zwischen »normalen« Mamas: ich und die anderen

Da stand ich also – zugehörig zu einem Club, der unter den Eltern von Kindern mit Down-Syndrom #theluckyfew genannt wird und von dem ich vorher nichts wusste. Natürlich ist es kein offizieller Club, aber die Zugehörigkeit ist eben einfach da, sobald du eine entsprechende Diagnose schwarz auf weiß hast. Dann bist du drin, und das für immer. Absolut bereit, Neues zu entdecken und zu lernen. Doch wie sollte es mit den Menschen außerhalb dieses Clubs weitergehen?

Gingen wir beim Geburtsvorbereitungskurs noch alle davon aus, ähnliche Erfahrungen zu machen, so fühlte es sich plötzlich an, als wenn ich nicht mehr dazugehörte. Nein, so ganz stimmt das auch nicht. Pio und ich nahmen uns gleich zu Anfang vor, Tilda auch »ganz normal« zu behandeln. Was für ein absurder Gedanke, wenn ich heute daran zurückdenke. Aber nicht, weil es nicht möglich wäre, ein Kind mit Behinderung »normal zu behandeln«, sondern vielmehr, weil es auch hier kein »ganz normal« gibt. Alle Eltern, alle Kinder, alle Situationen sind anders, einmalig, und würde man drei Elternpaare mit ihren Kindern in die exakt gleiche Situation bringen, würde man trotzdem drei unterschiedliche Handlungsmuster zu sehen bekommen.

Auf dem weiten (Minen-)Feld der Erziehung gibt es keinen »normalen« Weg. Es gibt unzählige Ansätze und Bücher darüber, und ich gebe offen zu, dass ich nicht böse darum war, aus den »Er ist im dritten Schub«-Gesprächen raus zu sein. Ich wurde danach nicht gefragt. Wenn jemand fragte, dann eher in einem vorsichtigen Tonfall: »Wie ist das denn bei Tilda?« Für mich war das nie ein Problem. Im Gegenteil, irgendwie geriet ich mit der endgültigen Diagnose auch unmittelbar in den Aufklärungsmodus. Ich bin ein extrovertierter Mensch. Ich mag es, wenn Menschen mir Fragen stellen. Ich glaube daran, dass der Ruf im Wald nicht verhallt. So wie wir in den Wald hineinrufen, so schallt es auch wieder heraus. So konnte ich auch schnell beobachten, dass sich die fragenden Stimmen von vorsichtig zu neugierig und dann oft zu bewundernd wandelten und immer noch anhaltend wandeln. Mit der Bewunderung ist das allerdings so eine Sache. Damit kann ich in gewisser Weise weniger gut umgehen als mit Unsicherheit.

OPEN MIND

»Wahnsinn, wie du das schaffst. Ich könnte das nicht!«

Das ist ein Satz, den Eltern von Kindern mit Behinderung sehr oft hören. In aller Regel meint das Gegenüber das in keiner Weise böse, sondern eher bewundernd, als würde man einen Marathon laufen, den sich der oder die andere nicht zutraut. Warum also kommen so viele, vor allem wir Mütter, nur schwer mit dieser Aussage zurecht?

Schlichtweg, weil sich die allermeisten diesen Weg nicht ausgesucht haben. Wir sind nicht eines Morgens aufgewacht und haben entschieden, jetzt in den Langstreckenlauf einzusteigen, Monate zu trainieren und dann einen Marathon zu absolvieren. Wir sind da einfach so reingerutscht. Natürlich gibt es einige, die sich bewusst für die Adoption eines Kindes mit Behinderung entschieden haben. Aber der Großteil wurde einfach in diese Situation hineingesetzt. Wahrscheinlich hätten die meisten von uns den »Wahnsinn, wie du das alles schaffst«-Satz vorher auch gesagt.

Wir alle stehen immer wieder vor Herausforderungen im Leben, von denen wir vielleicht einst dachten, dass wir sie nicht meistern. Die Erziehung eines Kindes ist sicherlich eine davon. Egal wie viele Chromosomen ein Kind hat: Es bringt Eltern an ihre Grenzen. Kommt eine Behinderung hinzu, so wirkt es von außen für viele unbegreiflich, aber steckt man drin, dann ist man eben drin und gibt sein Bestes. Wir wachsen jeden Tag hinein, und ich bin mir ganz sicher, dass die allermeisten Menschen, die so einen Satz sagen, es in unserer Situation ganz genauso schaffen würden.

Ist die Lebensrealität des Gegenübers eine andere als die eigene, dann ist es vollkommen in Ordnung, das zu sehen und auch anzuerkennen. Schwierig wird es, wenn man beginnt, die Leben miteinander zu vergleichen und zu bewerten. Niemand kann sich in das Leben eines anderen wirklich hineinfühlen. Das funktioniert nicht. Das ist mir selbst erst durch die intensive Auseinandersetzung mit dem Thema klar geworden.

Also sagt lieber Dinge wie: »Ich finde es so schön zu sehen, wie du mit deinem Kind umgehst. Ich habe mir vorher nie Gedanken darüber gemacht, was es bedeutet, ein Kind mit Behinderung großzuziehen.«

Es ist unmöglich für jemanden, der vorher keine Berührungspunkte mit Menschen mit Behinderung hatte, zu wissen oder zu verstehen, was das für eine Familie bedeutet. Ich würde mir auch nicht anmaßen zu wissen, wie das Leben meiner Bekannten ist, die eine Tochter mit Zerebralparese hat, oder wie sich die kleine Emma mit dem Williams-Beuren-Syndrom in ihrem Leben fühlt. Ich behaupte, genauso wenig zu wissen, wie sich Familien mit der Diagnose Down-Syndrom fühlen. Es gibt Parallelen, viele Gemeinsamkeiten, aber ebenso Millionen Facetten des Empfindens.

Genau deshalb ist es so wichtig, in einen echten und vielseitigen Austausch miteinander zu kommen. Fragen, antworten, zuhören, sich nähern. Wenn man nämlich immer wieder von vorne anfängt zu erklären, setzt irgendwann Müdigkeit ein. Was ich mir also wünsche, dass jedes Gespräch, wie ein ins Wasser geworfener Kieselstein, Kreise zieht. Kreise, die nicht auf den nächsten Metern aufhören, sondern bis zum Ufer fortwirken.

ZU GAST

Maria lebt zusammen mit ihrem Mann und ihren zwei Söhnen im Allgäu. Sie arbeitete im Marketing und ist sehr heimatverbunden und zugleich weltoffen. Ihre beiden Söhne sind neurotypisch und durch Tilda kam sie das erste Mal näher in Kontakt mit dem Thema Down-Syndrom.

Flüchtig kennengelernt habe ich Lara auf einigen Veranstaltungen, die wir beruflich besucht haben. »Wow, was für eine toughe, hübsche und sehr sympathische Powerfrau«, dachte ich gleich. Ich folgte ihr im Anschluss auf Instagram, bekam mit, dass wir fast gleichzeitig schwanger waren, und bewunderte dabei ihre wahnsinnigen Nähprojekte, die sie während der Schwangerschaft im Akkord postete. Aber wie das Leben so spielt, lernen wir viele Menschen erst richtig kennen, wenn sich die Lebensumstände ändern. So auch bei uns – erst durch unsere Kinder, die nur ein paar Monate nacheinander geboren wurden, haben wir uns angefreundet.

Das erste Bild von Tilda habe ich, wie so viele andere, auf Instagram entdeckt. Sie trägt ein T-Shirt mit der Aufschrift »I will change the world« – ein zierliches kleines Wesen, bereit, die Welt zu entdecken. Dazu die starken Worte einer überwältigend glücklichen Mama und das erste Mal, dass ich näher mit dem Thema Trisomie 21 in Berührung komme. Ich bin gerade schwanger – wenige Wochen liegen noch vor mir. Ich habe keinerlei pränatale Untersuchungen vornehmen lassen – warum, darüber habe ich mir keine Gedanken gemacht. Wird schon alles gut gehen, war die Devise. Aber was, wenn nicht? Was, wenn unser Kind mit einer Behinderung auf die Welt kommt? Kann ich, können wir, kann mein Umfeld damit umgehen? Fragen und Gedanken, die mich in den letzten Wochen meiner Schwangerschaft stark beschäftigt haben.

Tatsächlich kennengelernt habe ich Tilda aber erst, als mein Sohn geboren wurde und wir uns zu unzähligen Spazierrunden aufgemacht haben. Was für eine schöne Zeit war es doch, als die Kinder einfach nur in ihren Kinderwagen lagen und wir Mütter Zeit für lange Gespräche hatten.

So unvoreingenommen wie möglich versucht man ein Kind mit Behinderung kennenzulernen, und zwangsläufig fragt man sich: »Was darf ich fragen?« »Wie soll ich reagieren?« »Wie behandle ich sie?« Doch wer Lara und Tilda kennenlernt, der bekommt sofort das Gefühl, dass Lara mit ihrem Schicksal, und das meine ich hier im positiven Sinne, nicht hadert oder ein Problem damit hat, darüber zu sprechen. Lara hat mir sämtliche medizinischen Zusammenhänge und deren Auswirkungen auf Tildas Leben erklärt. Sie nahm mir etliche Ängste, die »falschen« Fragen zu stellen, denn die gibt es nicht. Alle unsere Gespräche haben bei mir dafür gesorgt, keinerlei Berührungsängste mit dem Down-Syndrom zu haben, Eltern, die ein Kind mit Trisomie 21 haben, nicht zu »bemitleiden«, sondern sich mit ihnen über ihr einzigartiges Kind zu freuen und sie dafür zu feiern, dass sie es annehmen, wie es ist. Es ist vor allem Lara, die Kämpferin, die Löwenmutter, die dafür sorgt, dass ich immer das Positive in unseren Kindern sehe, und das hält bis heute an. Und es sind vor allem die Kinder, die uns zeigen, dass man ohne Berührungsängste miteinander umgehen kann. Unsere Kinder haben die erste Zeit unvoreingenommen die Welt gemeinsam entdeckt und würden das sicher heute noch tun, wenn Lara, Pio und Tilda nicht weggezogen wären.

Es ist Herbst, zwei Jahre später, als mein Mann und ich versuchen, wieder schwanger zu werden – anders als beim ersten Kind klappt es nicht auf Anhieb. Und dann werde ich in unmittelbarem Umfeld konfrontiert mit einem Schwangerschaftsabbruch eines Kindes mit Trisomie 21. Ich bin gefangen in einem völligen Unverständnis darüber, wie man einem kleinen Menschen das Leben nehmen kann, bevor er geboren wird; bevor er selbst entscheiden kann, was er aus seinem Leben machen will. In einer Zeit, als es nicht klappte, schwanger zu werden, ging es mir zutiefst nahe, dass solche Entscheidungen getroffen werden. Zu nahe! Ich muss leider akzeptieren, dass ich das nicht für andere entscheiden kann und darf. Dass in Deutschland ein Recht auf einen Schwangerschaftsabbruch besteht, und das auch noch bis kurz vor der Geburt – aufgrund einer Diagnose, die nichts darüber aussagt, wie lebenswert und bereichernd das Leben ist. So schwer das war, so klar ist die Entscheidung bei meinem Mann und mir gereift, auch dieses Mal keinerlei pränatale Untersuchungen durchführen zu lassen, und dieses Mal sehr bewusst. Wir sind nun der festen Überzeugung, dass ein Kind ein Geschenk ist, ein Geschenk, das man annimmt und ein Leben lang bei sich hat – man muss es beschützen, begleiten und mit Liebe beschenken. Und da ist es egal, wie »normal« dieses Kind ist – alles ist normal!

Ich wurde Mutter eines zweiten »gesunden« Jungen und bin natürlich dankbar dafür – ich werde wahrscheinlich weniger Termine bei Logopäden, Ergotherapeuten oder Ärzten haben, aber wer weiß, was sonst auf uns zukommt? Jede Mutter kämpft wie eine Löwenmama für ihre Kinder, mein großes, wunderbar schüchternes Kind bringt mich genauso oft an meine Grenzen, wie es wohl jedes Kind auf dieser Welt einmal tut – und zwar egal, wie viele Chromosomen sich einmischen! Und auch der Kleine wird mir Freude und Leid bringen – auch das ist »ganz normal«.

»Früher wurden diese Kinder versteckt.« Auch das ist ein Satz, der mir inzwischen schon mehr als einmal begegnet ist. Achtung, Spoiler! Früher ist noch lange nicht vorbei. Auch wenn es heute vielleicht oft andere Beweggründe sind, als es noch vor 50 bis 60 Jahren waren.

»Ich geh lieber ohne mein Kind einkaufen. Das ist entspannter.«

»Wir haben jetzt ein Klettergerüst im Garten, das seinen Bedürfnissen besser entspricht. Dann brauchen wir nicht mehr zum Spielplatz zu gehen und die ganze Zeit aufzupassen.«

»Ich hole die Große zuerst ab, damit ich mich auf sie konzentrieren kann.«

Es sind oft keine gezielten Entscheidungen im Sinne von: »Ich verstecke mein behindertes Kind.« Es ist meistens eher ein Ausweichen im Voraus. Ein Ausweichen vor Situationen, die anstrengend sein können. Die erklärungsbedürftig sind, die mehr Einsatz fordern.

Kennt ihr das, wenn ein Hund im Wald oder am Strand temperamentvoller ist als die anderen, stürmisch losrennt, andere Hunde wild begrüßt und sich pitschnass neben einem Menschen ausschüttelt? Und kennt ihr auch den Blick, den dann unweigerlich jeder Beobachter auf den Hundebesitzer wirft? Dieser Blick, der sagt: »Der ist aber nicht gut erzogen. Den hast du aber nicht unter Kontrolle.«

So ähnlich geht es uns auch oft. Ich rede hier jetzt ganz bewusst von uns, und ich glaube, dass es okay ist. Dass ich in diesem Fall verallgemeinern darf. Weil Menschen und Kinder mit Behinderung noch nicht in der Mitte unserer Gesellschaft angekommen sind und dieses Phänomen nahezu alle Eltern von Kindern mit Behinderung betrifft.

Wenn Tilda fröhlich strahlend in ihrem Kinderwagen sitzt und an einer Brezel knabbert, dann lächeln die Menschen ihr im Supermarkt zu. Wenn sie sich dagegen an meiner Hand laut protestierend mitten auf dem Zebrastreifen fallen lässt, weil ihr gerade eingefallen ist, dass sie doch nicht da rüber laufen wollte, wenn sie dann all ihre Muskeln lockerlässt, was Kinder mit Down-Syndrom dank der angeborenen Muskel-Hypotonie extrem effektiv können, wenn sie mir dann fast »aus der Hand gleitet« und ich mein sich windendes und zappelndes und laut schnaubendes Kind von der Straße wegheben muss – dann kassiere ich den Blick, den auch Hundebesitzer gut kennen. Den mitleidigen, den »Oh, das muss hart sein«- oder, noch schlimmer, den »Muss das denn heutzutage noch sein?«-Blick.

Also setze ich sie lieber in den Kinderwagen oder fahre allein zum Einkaufen. Bleibt nur die Frage, wie sie lernen soll, sich »angemessen« in einem Supermarkt zu verhalten.

Und während ich diese Worte schreibe, steigt sie auf – die Wut. Die Wut über die Angepasstheit, die wir alle anstreben. Weil sie uns als Gesellschaft so sehr im Wege steht. Weshalb ich mich oft frage, wo ich mich eigentlich hinstellen soll. Weil ich zwischen den »normalen« Mamas ständig erkläre, vergleiche, bedacht bin dazuzugehören und mich aber doch nicht zugehörig fühle. Jedenfalls oft nicht.

So blicke ich auf die Bilder von Tildas drittem Geburtstag und erinnere mich, wie ich an dem Tag selber feststellte, dass ich unbewusst nur Mütter mit Kindern mit Down-Syndrom eingeladen hatte. Es war ein wundervoller Nachmittag. Die Kinder haben toll zusammen gespielt. Tilda war glücklich, und wir führten gute Gespräche am Kaffee-und-Kuchen-Tisch, weil unsere Themen nun mal die gleichen sind. Natürlich hatte die Pandemie auch dazu beigetragen, dass ich in den Monaten davor nur ausgewählte Kontakte zugelassen hatte. Klar waren das Menschen, die mir nahestanden. Und doch hinterlässt es irgendwie den schalen Beigeschmack des »Wir bleiben unter uns«, wenn ich die Bilder betrachte.

Damit steht der große Elefant im Raum. Der Elefant, den wir alle sehen sollten und nicht nur wir Familien, die betroffen sind. Der Elefant, der fragt: Wie können wir das ändern?

»Wir« – das umfasst diesmal nicht nur die Eltern von Kindern mit Down-Syndrom und anderen Behinderungen. »Wir« – das umfasst auch nicht nur die Menschen mit Behinderung selbst. »Wir« umfasst uns alle.

Damit eine Gesellschaft offener wird, reicht es nicht, wenn die Gruppe, die am Rand steht, laut ist. Die schreit sich nämlich oft auch heiser und wird dann erst recht nicht mehr gehört. Es braucht Stimmen von außen und innen. Damit die Grenzen zwischen außen und innen gesprengt werden, fallen und irgendwann einfach nicht mehr existieren.

Es ist noch gar nicht lange her, dass ich den Begriff »Ally« zum ersten Mal hörte.

*»Das Wort ›Ally‹ bedeutet Verbündete*r und beschreibt in diesem Fall eine nicht behinderte Person, die verstanden hat, dass es Strukturen der Ungleichbehandlung gibt, die Menschen mit Behinderung diskriminieren und benachteiligen, während Nichtbehinderte davon profitieren. Ein Ally versteht, dass man in solchen Strukturen vermeintlich privilegiert ist, wenn man nicht behindert ist.«* So erklärt die Aktivistin Luisa Laudace den Begriff auf ihrem Instagram-Kanal.

Die Tiefen dieser sogenannten ableistischen Strukturen habe ich nach knapp vier Jahren, in denen Behinderung eine Rolle in meinem Leben spielt, noch lange nicht voll durchstiegen, geschweige denn allumfänglich erkannt. Genau genommen kannte ich den Ausdruck Ableismus vorher noch nicht einmal. Dieses Fachwort beschreibt die ungerechtfertigte Ungleichbehandlung und Diskriminierung von Menschen mit einer körperlichen oder geistigen Behinderung. Wir alle sind ableistisch sozialisiert, weil unser System auf der Denkweise aufgebaut ist, dass ein Mensch nur so viel wert ist, wie er Leistung bringen kann. Ich hoffe, dass das Umdenken in unserer Gesellschaft immer weiter zunimmt und sich immer mehr Menschen über die Umstände bewusst werden. Und dass uns das Schicksal weiterhin mehr Menschen zuspielt, die offen und zugewandt sind, als solche, die uns Steine in den Weg legen.

Als ich das letzte Mal mit Tilda in Kempten auf dem Platz vor der Basilika entlanglief, ging sie die lange Bankreihe ab und hat jedem einzelnen Menschen ein Lächeln und Winken geschenkt. Selbst die harten, tätowierten Typen, die sich vorher lautstark über alles Mögliche beschwerten und um die ich im »Normalfall« einen riesigen Bogen gemacht hätte, hielten kurz inne und lächelten zurück. Vielleicht weiß meine Tochter nicht, wie man sich in einer Schlange an der Kasse im Supermarkt verhalten »muss«, aber dafür weiß sie, wie einfach es ist, einen Menschen nicht nach seinem Äußeren zu beurteilen.

Das fängt in jedem Kinderzimmer an. Es fängt an mit Büchern, mit Spielzeug, mit barrierefreien Spielplätzen. Es fängt damit an, dass wir die Fragen von neurotypischen Kindern nicht mit trauriger Stimme beantworten: »Ja, Tilda ist leider anders.« Wir alle müssen dieses »leider« entschlossen aus diesen Gesprächen streichen. Denn dann muss ich mir die Frage nicht mehr stellen: Wo stell ich mich da eigentlich hin? Dann stehe ich ganz selbstverständlich in der Mitte.

ZU GAST

Victoria ist Ärztin und Mutter von zwei Kindern ohne Behinderung. Sie setzt sich intensiv für eine inklusive Gesellschaft ein und verkauft Puppen mit Down-Syndrom und unterschiedlichen ethnischen Merkmalen.

Mit der Empathie ist es wie mit der Liebe. Je mehr man gibt, desto größer wird sie. Sie wird niemals aufgebraucht sein. Hört Empathie denn bei der Begegnung mit Menschen mit Behinderung auf? Nein, oder? Sollten wir nicht alle aufeinander achtgeben und uns unterstützen? Auf jeden Fall!

Für mich als Ärztin ist es vielleicht manchmal etwas leichter, alle Menschen so anzunehmen, wie sie sind. Ich habe gelernt, alle Patient*innen gleich zu behandeln, niemanden zu bevorzugen, niemanden zu benachteiligen. Ich habe keine Berührungsängste, auch nicht körperlich. Und trotzdem wurde ich wie viele in einem nicht barrierefreien, nicht inklusiven Umfeld sozialisiert und musste mir viele Dinge erst aneignen und sie erlernen beziehungsweise Vorurteile verlernen, auch heute noch.

Spätestens sobald du einmal gelesen, gehört oder gesehen hast, was Menschen mit Familienmitgliedern mit Behinderung sich von der Gesellschaft wünschen, darfst du nicht mehr wegschauen, auch wenn du bisher vielleicht dachtest, dass es dich ja »nichts angeht«. Es ist wichtig, sich als Nichtbetroffene einzusetzen für eine offene Gesellschaft, in der alle Menschen zuhören und allen Menschen zugehört wird, denn Inklusion fängt immer schon zu Hause an, bei dir und bei mir. Und tapp nicht in die Falle, zu denken, dass die Beziehung zu Menschen mit Behinderung einseitig ist und du »nur gibst«. Sie ist immer interaktiv, alle lernen dazu und sind wichtig füreinander.

Eine verrückte Idee: Stell dir vor, alle Kinder würden ab dem Beginn ihrer Sozialisierung außerhalb der Kernfamilie (hiermit sind alle Lebensmodelle gemeint) mit Kindern mit und ohne Behinderung, jeglicher Herkunft und aller Hauttöne gemeinsam lernen und mit diversem Spielzeug spielen; dass in der Generation unserer Kinder Inklusion den Begriff Integration endlich ablösen würde. Eigentlich ist diese Idee gar nicht so verrückt, oder? Eigentlich könnten wir das ja alle als unser gemeinsames Ziel sehen, ob direkt betroffen oder nicht.

Als Mutter nicht behinderter Kinder möchte ich gesehen werden, wie wir unseren kleinen Beitrag zu einer inklusiven Gesellschaft, einer Gemeinschaft, leben. Nicht, weil ich Applaus bekommen will, sondern weil ich mir wünsche, dass andere Menschen uns sehen und es auch so machen, denn irgendwann sind wir dann ganz viele und vielleicht sogar einmal alle! Das kann eine Einladung zum Kindergeburtstag, die Unterstützung der Nachbarfamilie, das Unterschreiben einer Petition oder der Einsatz in einem lokalen Projekt sein. Lasst uns den Bezugspersonen von Kindern mit Behinderung zuhören, um etwas über ihre Bedürfnisse zu lernen, denn dann können wir ganz viel erschaffen. Eine

inklusive Gesellschaft. Alle zusammen. Mit ganz viel Empathie. Hört sich richtig gut an, oder?
www.tolimoli.de
www.instagram.com/tolimoli.inclusive.dolls/

Ich glaube fest daran, dass es möglich ist, einen Wandel ins Rollen zu bringen, wenn wir viele winzig kleine Steine anstoßen. Wenn ein jeder von uns etwas dafür tut. Es ist keine unlösbare Aufgabe, wenn viele daran arbeiten. Wenn alle mithelfen und bewusst hinsehen, statt zu denken: »Das geht mich doch nichts an.« Zusammenleben geht uns alle an.

FAKT

Was kann das richtige Spielzeug leisten?

Das Beste, das Eltern für eine offene Gesellschaft tun können, ist Diversität auch schon beim Spielzeug- und Buch-Einkauf mitzudenken. Viele Familien haben leider gar nicht die Möglichkeit, in direkten Kontakt mit Menschen oder Kindern mit Behinderung zu treten, weil es in ihrem Umfeld schlicht keine gibt. Doch es gibt viele andere Wege: Folgt in den sozialen Medien auch Menschen mit Behinderung oder Eltern, die Kinder mit Behinderung haben. Da bekommt ihr selber viel Wissen mit, und wenn eure Kinder über eure Schulter blicken, ist es entweder ganz normal für sie oder ihr kommt miteinander ins Gespräch. Beides gut. Sucht bewusst Bücher und Spielsachen aus, die auch Lebensrealitäten außerhalb eurer eigenen abbilden. Denn dann werden eure

Kinder auf dem Spielplatz vielleicht nicht fragen: »Mama, warum sieht das Mädchen so komisch aus?« Sondern stattdessen rufen: »Schau mal Mama, das Mädchen sieht aus wie Klara aus meinem Buch.« Und höchstwahrscheinlich wird es dann keinerlei Berührungsängste mehr geben, sondern ein freundliches Hallo.

Wir alle können etwas dafür tun, die Sozialisation unserer Kinder offener und vielfältiger zu gestalten, als es vielleicht bei uns selbst der Fall war. Damit wäre schon eine Menge gewonnen.

Tollen Input in Sachen diverser Spielzeuge und Bücher findet ihr zum Beispiel hier:
www.instagram.com/vielfalt_im_kinderzimmer/
www.instagram.com/grau_weiss_kind/

Ich bin froh, in einer Zeit zu leben, in der es nicht problematisch ist, Missstände anzusprechen. In einer Zeit, in der immer mehr Eltern sich bewusst mit dem Thema Inklusion auseinandersetzen. In der Kinderbücher mit Titeln wie *Spielzeug ist für alle da* geschrieben werden, wo Jungs in rosa Tutus und Mädchen mit Feuerwehrautos und Baggern abgebildet werden. In der es immer mehr zur Selbstverständlichkeit wird, dass Kinder im Rollstuhl oder mit Hörgeräten in Kinderbüchern auftauchen. In einer Zeit, in der Inklusion offiziell als Menschenrecht gilt und viele Fachleute dies auch leben. Aber ich kann meine Augen nicht davor verschließen, dass es da draußen in unser aller Alltag immer noch etliche Missstände und Benachteiligungen gibt. Wenn ich behaupten würde, dass Barrieren überall ab- statt aufgebaut werden, dann wäre das eine Lüge. Es wäre die Unwahrheit, wenn ich schreiben würde, dass Inklusion vollumfänglich gelebt wird.

Ich bin froh, in einer Zeit zu leben, in der der Wunsch nach all dem nicht völlig utopisch ist. Doch wir haben noch eine Menge Arbeit vor uns. Also lasst es uns anpacken! Gemeinsam!

KAPITEL 6

Zwischen Förderung und Überforderung

Es hilft mir, seit Beginn manche meiner Gedanken auf Instagram zu teilen, um zu erfahren, dass es anderen genauso geht. Um zu wissen, dass ich nicht allein damit bin, und um in den Austausch zu kommen und manchmal auch gemeinsam zu verarbeiten.

Mein Instagram-Post vom 25. Januar 2020:

Grenzen und Beschränkungen

Was davon ist wirklich da und welche setzen wir? Gebe ich den Weg schon damit vor, dass ich denke, so oder so wird es sein? Traue ich meinem Kind genug zu?

Wo ist der schmale Grat zwischen Unterstützung durch Fördern und Überforderung durch zu hohe Ansprüche? Macht es einen so großen Unterschied, was ich tue?

Gerade muss ich viel an die letzten Wochen meiner Schwangerschaft denken und an das Baby-Tagebuch, das ich zu jener Zeit geführt habe. Eine meiner besten Freundinnen erwartet bald ihr erstes Kind und plötzlich scheinen diese letzten Wochen mit dickem Bauch wieder so nah. Ich habe so viel aufgeschrieben. Immer mit direkter Ansprache an mein noch ungeborenes Mädchen. Da stehen Sachen wie: »Wie wirst du wohl sein? Eher eine kleine Prinzessin oder eine Räubertochter? ... Willst du ein Mondkind werden? ...« Viele Fragen, viele Gedanken und Ideen.

Dann kam der Tag (übrigens wirklich durch eine Vollmondnacht angestoßen), an dem meine wundervolle Tochter geboren wurde, und alles veränderte sich.

Lange habe ich gebraucht, um das Buch wieder in die Hand zunehmen, etwas aufzuschreiben. Während der Schwangerschaft hatte ich immer dieses Bild vor Augen, wie ich meiner Tochter eines Tages aus dem Buch vorlesen werde, es ihr vielleicht zu ihrem 18. Geburtstag schenken würde ...

Nachdem wir die Diagnose erhalten hatten, wollte ich nicht mehr an das Buch denken, weil es mich traurig machte ... ich war fest der Überzeugung, dass sie es niemals lesen können wird und nicht verstehen wird, was dort steht.

Heute, 1,5 Jahre später, frage ich mich, warum ich in meiner Vorstellung so absolut gewesen bin? Ja, es kann sein, dass sie niemals richtig lesen können wird. Ja, es kann auch sein, dass meine teils verworrenen Gedanken in diesem Buch zu komplex für sie sein könnten – aber das ist nun mal nicht sicher.

Ich muss zugeben: Ich bin oft verunsichert, ob ich genug und das Richtige tue. Ruhe ich mich etwa manchmal sogar auf der Diagnose aus? Erwarte ich genug von meinem Kind? Ich habe große Angst davor, selbst eine Beschränkung zu setzen, weil ich unbewusst gar nicht den Anspruch habe, diese oder jene Grenze zu übertreten.

Als ich das Wochenbett verlassen konnte, öffnete sich für mich die Pforte zum Thema Förderung. Ich hatte es bewusst ein paar Tage vor mir hergeschoben und nicht umfangreich recherchiert. Ich wollte erst mal ankommen und heilen. Das war für mich der richtige Weg. Für manch andere Mutter mag es vielleicht wichtiger sein, direkt in Aktion zu treten.

Damals im Krankenhaus hatte mir Frau B. Infoblätter einer Selbsthilfegruppe sowie der Lebenshilfe Allgäu mitgegeben. Irgendwann war der Zeitpunkt gekommen, dass ich sie herauszog. Ich rief bei der Lebenshilfe an und erfuhr, dass es lange Wartezeiten für einen Ersttermin gab. Sie sagten mir, ich müsste mit fünf bis acht Wochen rechnen. Das ernüchterte mich damals sehr. War ich doch nun endlich bereit, das Ganze anzugehen, und zum allerersten Mal schlich es sich ein, dieses Gefühl des »Ich habe mich nicht früh genug darum gekümmert«, des »Ich habe nicht genug getan«.

Glücklicherweise behielt die Dame am Telefon nicht recht. Der Kennenlerntermin fand dank der laufenden Schulferien doch schon knappe zwei Wochen nach dem Telefonat statt. Es war ein sehr nettes Gespräch, und doch war es für mich ein wenig befremdlich, dass ich so gezielt nach Tildas »Problemen« gefragt wurde.

Daran habe ich mich auch nach Jahren noch nicht gewöhnt. Dass es in manchen Beurteilungen und Gesprächen so wichtig ist, das in den Vordergrund zu stellen, was vermeintlich nicht so gut läuft: Das macht mir bis heute zu schaffen, auch wenn man mit der Zeit ein bisschen dagegen abstumpft. Doch das natürliche Bedürfnis von Eltern, die positiven Eigenschaften des eigenen Kindes in den Vordergrund zu stellen, steht mir dabei oft im Wege. Spätestens bei der ersten Begutachtung durch den MDK, den medizinischen Dienst der Kassen, wurde mir klar, dass für uns pflegende Angehörige andere Regeln gelten, wenn wir über unsere Kinder sprechen.

Ich erinnere mich auch gut an ein Schreiben von Tildas Tagesmutter, das nötig war, um bei der Stadt einen doppelten Platz für sie genehmigt zu bekommen. Also, dass die Stadt einen weiteren Platz bei der Tagesmutter zahlt, ohne dass diese ein weiteres Kind dort hat, damit sie mehr Kapazität hat, um sich um Tilda zu kümmern. Ich hatte das angestoßen. Ich war auch diejenige, die der Tagesmutter mitteilte, was sie hineinschreiben soll, damit es klappt. Doch ich war auch diejenige, der es die Kehle zuschnürte, als ich das Schreiben las. Die, der die Tränen über die Wangen rollten, weil ich die Worte so unfair fand. Die Tagesmutter hatte alles richtig gemacht. Aber es war einer jener Tage, die mir zeigten, dass unsere Tochter eben nicht ins System passt. Einer der Tage, an denen ich es nicht feiern konnte.

Damals, als sie nur wenige Wochen alt war, erkannte ich allerdings noch keine großen Unterschiede zu den anderen Kindern. Regelmäßig traf ich mich mit Jaqueline und Eva-Maria und gemeinsam bestaunten wir unsere Kinder und erinnerten uns zurück an die Zeit im Krankenhaus. Anfangs lagen die drei auf der Krabbeldecke herum und es waren einfach drei Babys mit unterschiedlichem Gewicht.

Und doch war es anders bei uns. Die Termine zur Förderung hatten begonnen. Jene, die mich von nun an begleiten sollten. Jene, nach denen ich in Zukunft Meetings und Verabredungen koordinieren sollte. Einmal die Woche Physiotherapie und einmal die Woche Frühförderung. Beides bei uns zu Hause. Das war gut. So wuchsen wir langsam hinein in die Welt der Förderung. Wir bekamen Aufgaben, wurden auf Dinge hingewiesen. Manchmal machte es mich ärgerlich, wenn mir jemand anderes sagen wollte, wie ich mit meinem Kind spielen soll. Manchmal wurde ich aber auch ärgerlich, weil ich von anderen Eltern erfuhr, wie und an was sie gerade arbeiteten, und ich diese Dinge in unserer Therapie noch niemals gesehen hatte. Die Spirale begann sich zu drehen und sie steht bis heute nicht still. Mal dreht sie sich schneller, mal langsamer, aber sie dreht sich seitdem unaufhaltsam.

Mein Instagram-Post vom 9. Juni 2020:

Da steht sie – glänzend hell mit gespannten Federn zum Zuschnappen bereit. Die Falle!

Ich weiß, dass ich nicht reintreten will. Weiß, dass es viel mehr Sinn macht sie, zu ignorieren und einen Bogen drum zu laufen. … aber der Moment der Unachtsamkeit – und zack! – voll reingestiefelt und zugeschnappt.

Ungewollt. Und erst merke ich es gar nicht, bis es plötzlich zwickt, und ich versuche zu rennen, was aber gar nicht geht. Werde immer schneller und hektischer – bis ich mich selber einhole, weil ich endlich zuhöre. Die T21-Karte aus der Hosentasche ziehe und sage: »Hey, stopp! Muss sie gar nicht!«

Die Falle kennt jede Mama. Die Karte haben viele nicht. Wir haben uns das nach der Geburt für uns so vorgestellt: Wo andere in unserer Leistungsgesellschaft gar nicht anders können, als ständig zu versuchen Schritt zu halten, da muss unsere Tochter das nicht. Da ziehen wir die T21-Karte und geben ihr so viel Zeit, wie sie braucht!
Das Vergleichen mit anderen »normalchromosomigen« gleichaltrigen Kindern habe ich zum Glück vollkommen abgelegt. Aber in die Falle des Vergleichens mit gleichaltrigen Kindern mit Down-Syndrom tappe ich immer wieder. Und schon stürze ich los in den Strudel des: Mach ich genug? Warum kenne ich die Methode noch nicht? Muss ich mehr drängen, um einen Platz hier oder dort zu bekommen? Habe ich alle Dinge abchecken lassen? Verbaue ich ihr was? Wird sie dieses oder jenes wegen meiner »Faulheit« nicht lernen?

Letzte Woche hat eine Antwort der lieben Tabea von @notjustdown *in einem ganz wundervollen Podcast mich wieder geerdet. Ich habe angehalten, die Falle vorsichtig geöffnet. Meinen Fuß versorgt. Mich über mich selbst geärgert. Mein Kind an die Hand genommen und ihm klipp und klar gesagt: »Bei schneller, höher, weiter machen wir nicht mit. Wir machen so, wie wir eben machen. Und das ist auch gut so!«*

OPEN MIND

»Wann muss ich das machen?«

Müssen ist so ein hartes Wort und es sitzt uns allen permanent im Nacken. Hast du ein Kind mit Behinderung, sind die Nackenschmerzen doppelt so stark, wenn du anfängst rechts und links zu schauen. So viele Möglichkeiten der Förderung, der Unterstützung. Es gibt Phasen, da siehst du den Wald vor lauter Bäumen nicht. Alle müssen ihren eigenen Weg finden und mit den Informationen, die sie erhalten und einholen, haushalten. Es ist sehr schwierig, Dinge einzuordnen.

Es gibt keine verbindlichen Tabellen für Zeitpunkte, an denen ein Kind mit Down-Syndrom dieses oder jenes können sollte oder dieses oder jenes begonnen werden muss. Manche starten mit Logopädie im Babyalter, andere erst mit vier Jahren oder älter. Auch für die Ergotherapie gibt es keine Standard-Empfehlung. Aus meiner persönlichen Erfahrung kann ich nur dazu raten, auf das Kind selber zu schauen und vor allem Ausschau nach Therapeuten und Therapeutinnen zu halten, mit denen sowohl das Kind als auch die Eltern sich wohlfühlen.

Stehst du am Anfang des »Förder-Games«, hast du absolut keine Ahnung, was dich erwartet und wie unendlich viele Möglichkeiten es gibt. Ich glaube, das ist auch gut so. Denn selbst häppchenweise aufgenommen neigt es dazu zu überfordern.

ZU GAST

Martin, Familienvater und seit vielen Jahren Therapeut im Castillo Morales Centrum in Mülheim an der Ruhr. Er hat insbesondere oft mit Eltern von sehr jungen Patienten und Patientinnen zu tun. Dabei enden seine Aufgaben oft nicht beim Kind.

Die Physiotherapie ist für Eltern mit Kindern mit Trisomie 21 oft der erste Kontakt mit Therapie im Allgemeinen. Ich arbeite in einer Praxis und lerne bei meiner Arbeit Familien mit ganz unterschiedlichen Vorgeschichten und in verschiedenen Stadien der Verarbeitung des Erlebten kennen. Dabei spielt der Zeitpunkt der Diagnose Trisomie 21, also während der Schwangerschaft oder nach der Geburt, oft eine Rolle. Was alle miteinander verbindet, ist, dass sie für den Moment den Traum von einer Zukunft mit einem »normalen« Kind verloren haben.

In den ersten Gesprächen ist es mir deshalb wichtiger, den Fragen der Eltern genügend Raum zu geben, als sofort eine klassische Anamnese, also die Befragung der Eltern zum Zustand ihres Kindes, durchzuführen. Dabei geht es oft um einen Blick in diese ungewisse Zukunft und vieles bezieht sich auf Gespräche, die die Eltern vorab mit anderen geführt haben, und auf Informationen, die im Internet gefunden wurden. Bei vielen Eltern hinterlassen die Gespräche und Informationen, die den Fokus auf Probleme setzen, erst mal massive Verunsicherungen und Ängste. Da fällt es schwer, nach seinem elterlichen Bauchgefühl oder seiner Intuition zu handeln. Auch ich kann die Frage nach der Zukunft nicht beantworten. Was ich tun kann, ist, gemeinsam mit den Eltern einen Behandlungsplan zu erstellen, anhand dessen wir versuchen, das Bestmögliche für die Entwicklung ihres Kindes zu erreichen.

Deswegen liegt es mir sehr am Herzen, dass die Therapie Spaß macht. Sie dient nicht nur zur Förderung des Kindes, sondern auch zur Stärkung und manchmal auch zur Rückgewinnung des Vertrauens der Eltern in die Fähigkeiten ihrer Kinder. In meiner Stunde schauen wir auf das Positive. Eltern, die wieder Mut fassen können, haben mehr Kraft für die Aufgaben des Alltags. Statt Probleme zu behandeln, nutzen wir die Möglichkeiten und Ressourcen des Kindes, um seine Fähigkeiten zu stärken und auszubauen. Das heißt nicht, dass es nicht auch mal anstrengend werden kann und die Kinder sich lauthals beschweren. Am Ende soll aber immer ein positiver Abschluss stehen.

Meine Behandlung richtet sich immer nach dem motorischen und geistigen Entwicklungsstand des Kindes und nach dem Alter. Die Wünsche der Eltern und die aktuelle Tagesform des Kindes sind wichtige Vorgaben. Also: Was ist jetzt, was kommt als Nächstes und wie können wir das erreichen? Das bietet eine realistische Orientierung. Ich berate die Eltern bezüglich eventueller Hilfsmittelversorgungen und stelle, falls gewünscht, Kontakt zu weiteren Therapeut*innen wie Logopäd*innen und Ergotherapeut*innen her oder manchmal auch zu anderen Familien.

In den ersten Therapieeinheiten geht es immer wieder um das Vermitteln von Handling wie Drehen, Hochnehmen, Tragen. Darin werden die Eltern von mir angeleitet, und ich erkläre, wovon die Kinder besonders profitieren. Das macht sicherer im täglichen Umgang. Ich behandele das Kind im Schoß, in den ein Handtuch oder eine Decke gelegt wird. Damit wird die Lage des Kindes in der Gebärmutter nachgeahmt. Das Kind kann so leichter auf Funktionen zurückgreifen, die es bereits in der Schwerelosigkeit des Mutterleibs abgerufen hat, wie zum Beispiel das Einstemmen der Hände oder Füße gegen die Gebärmutterwand oder das Schlucken von Fruchtwasser. Es geht darum, sich in der Welt mit ihren Gegebenheiten wie der Schwerkraft leichter zurechtzufinden. Die Eltern sehen hier, was ihr Kind bereits schaffen kann. Bei der Behandlung kann ich das Kind gut beobachten und durch den direkten Kontakt unmittelbar spüren. Ich fühle, wo das Kind sich einstemmt, um den Kopf zu heben, aber auch, wo es Unterstützung benötigt. Ich kann so auch besser die Erschöpfung des Kindes erkennen und dann eine andere Position wählen. Es ist wichtig, die Kommunikationszeichen des Kindes lesen zu lernen und entsprechend zu handeln. Dabei kann ich mich am besten auf die Erfahrung der Eltern verlassen, denn sie sind die Experten für ihr Kind.

Das Beobachten erfordert mitunter viel Geduld von uns Erwachsenen. Im Laufe der Zeit wird das Kind sich als selbstwirksam erleben, eine der wichtigsten Quellen der Eigenmotivation. Das körpernahe Arbeiten ermöglicht es mir, das Kind schon früh gegen die Schwerkraft aufzurichten beziehungsweise ihm dabei zu helfen. Das frühe Aufrichten kann am Körper der Eltern oder des Therapeuten geschehen. Auch wenn ein Kind sich nicht allein aufrecht halten kann, profitiert es in seiner Gesamtentwicklung dennoch von der Teilhabe und den neuen Sinneseindrücken, die in der aufrechten Position möglich sind. Ich beobachte hier oft, wie das Kind diese neuen Positionen genießt und dabei Motivation zu mehr Eigenaktivität entwickelt. Zusätzlich stärken wir das Selbstvertrauen des Kindes. All diese Behandlungselemente dienen der motorischen, sensorischen und geistigen Entwicklung. Auch Saug- und Trinkschwächen können so positiv beeinflusst und behandelt werden. Durch den alltagsnahen, spielerischen Ansatz können diese Situationen von den Eltern leicht zu Hause im Spiel mit ihrem Kind aufgegriffen werden.

Im Laufe der Zeit leite ich die Eltern auch zum Beispiel in der Behandlung im Schoß an. Es gibt unzählige weitere therapeutische Maßnahmen, Handgriffe, Übungen und Therapiematerialien, die Eltern nutzen können, und ich bin immer wieder überrascht, welche Möglichkeiten zur sinnvollen Förderung Eltern sich für ihre Kinder selbst erschließen. Dabei sollen sie keine Co-Therapeut*innen werden, sondern Eltern bleiben können. Die intensivste Förderung entsteht durch ihren Umgang mit ihrem Kind im gelebten Alltag sowie die Ansprache und Erziehung. Wir Therapeuten bieten Hilfestellungen und setzen neue Akzente. Unsere Arbeit baut immer auf dem Geleisteten der Eltern auf. Mir ist es wichtiger, dass die Kinder in ihrem Wunsch nach Selbstständigkeit bestärkt und unterstützt werden. Ich erkläre viel, was und warum ich etwas mit den Kindern mache. Dann können Eltern ihre Beobachtungen dafür nutzen, eine im therapeutischen Sinne wertvolle Alltagshandlung viel bewusster einzusetzen. Der Alltag wird zur »Therapie«, ohne dass es sich für Kind und Eltern danach anfühlt. Dann wird die Förderung der Kinder nämlich zum Selbstläufer.

Wenn ich von Überforderung spreche, meine ich in der Regel übrigens nicht Tilda damit. Ganz im Gegenteil: Sie macht eh nur das, was sie sich zutraut, beziehungsweise die Dinge, an denen sie auch arbeiten möchte. Herauszufinden, was das gerade ist, bedarf einer besonderen Beobachtungsgabe, die sich immer weiter und besser ausprägt. Während ich anfangs noch darauf vertraute, dass Therapeutinnen mir sagen, was gerade ansteht, habe ich mittlerweile selber einen viel besseren Überblick und gebe diese Information in die andere Richtung weiter.

Das Schwierige am Thema Förderung, neben der wahnsinnigen Geduld, die wir als Eltern aufbringen müssen, ist aus meiner Sicht aber eher das vermeintliche Versprechen, dass damit »so vieles«

erreicht werden kann. Ja, die Gehirne von Menschen mit Down-Syndrom arbeiten anders als die von neurotypischen Menschen. So fällt das auditive Lernen zum Beispiel wesentlich schwerer als das visuelle. Die anders ablaufenden chemischen Prozesse sind auch mitverantwortlich dafür, dass viele Dinge »nicht einfach so« erlernt werden können. Es ist wichtig, die Kinder gezielt zu fördern. Aber das ist kein Allheilmittel.

Damals in unserem zweiten Gespräch mit dem Oberarzt, nachdem die Diagnose feststand, sagte er Dinge zu uns wie: »Es gibt auch Menschen mit Down-Syndrom, die sogar studieren.«

Zu jener Zeit beruhigte es mich tatsächlich irgendwie. Denn auch ich bin so sozialisiert worden. Wert ist nur, wer auch was aus sich macht. Und so sind wir wieder am Punkt. Einer, mit dem wir in diesem Buch voraussichtlich nicht zum letzten Mal konfrontiert werden. Unsere Gesellschaft erwartet Leistung, und deshalb ist es auch an vielen Stellen das Erste, was Eltern zum Trost gesagt wird. Es wird ihnen suggeriert, dass ihr Kind auch alles schaffen kann, wenn sich das Kind *und* die Eltern nur genug anstrengen. Lesen, schreiben, rechnen – ja, sogar studieren. Alles möglich, wenn ihr nur wollt. Bullshit! Nicht jeder Mensch hat das Potenzial zu studieren oder Schauspielerin zu werden. Wir alle haben Talente und auch Grenzen. Die Grenzen bei Menschen mit Behinderung sind aus gesellschaftlicher Sicht eben noch sehr viel beschränkender als bei neurotypischen Menschen. Ich habe selbst so gedacht. Ich tue es nicht mehr. Denn Grenzen entstehen in erster Linie in unseren Köpfen. Auch Menschen, die keiner erwerbstätigen Arbeit nachgehen, haben der Gesellschaft etwas zu geben. Wir müssen nur unsere Wertvorstellungen endlich überarbeiten und unvoreingenommen hinsehen.

ZU GAST

Britta ist dreifache Mutter. Ihre älteste Tochter hat eine chronische Krankheit, ihr zweiter Sohn kam mit dem Down-Syndrom zur Welt und hat zusätzlich die bestätigte Diagnose Autismus im Gepäck. Britta fühlt sich und ihre Lebensrealität oft nicht gesehen und nicht mitgedacht, wenn über das Down-Syndrom berichtet wird.

Es gab ihn nicht, diesen einen Moment, in dem wir wussten, dass etwas nicht stimmt. Oder besser, dass etwas anders ist. Es waren eher die kleinen, unscheinbaren Momente und Dinge: Unser Mittlerer begann mit zweieinhalb Jahren, sich immer wieder die Hörgeräte aus den Ohren zu ziehen. Die hatte er bekommen, als er gerade neun Monate alt war, und bis dahin gut akzeptiert. Es gab irgendwann keine Gebärden mehr – kein Zeichen, dass er hungrig ist, er etwas trinken oder schlafen möchte, wie er das sonst gemacht hatte. Und es gab keine Silbenketten mehr. Stattdessen wurde ein stetiges Brummen seine Kommunikation. Motorisch blieb er auch irgendwann weit hinter der Entwicklung anderer Kinder mit Down-Syndrom zurück. Bis zum Alter von zweieinhalb Jahren war er gleichauf.

Aber das alles passierte nicht gleichzeitig, eher schleichend. Die Ärzte, Therapeuten und Freunde, mit denen wir über unsere Entdeckungen sprachen, sagten: »Er konzentriert sich gerade auf anderes.« Und lange Zeit sahen wir das auch so.

Das erste Mal, dass wir mit dem Begriff »Autismus« konfrontiert wurden, war bei unserem Kinderarzt. Damals war unser Sohn dreieinhalb Jahre alt. Wir waren zusammen mit ihm dort, weil sich die Themen, über die wir uns wunderten, häuften. Den Einwurf »Autismus« taten wir zunächst ab. Was wir darüber wussten, passte einfach nicht zu unserem Sohn.

Ein halbes Jahr nach dem Arzttermin – wir hatten die Unterhaltung schon fast vergessen – waren wir ziemlich ratlos und überfordert: Unser kleiner Herr zeigte extrem herausforderndes Verhalten, mit dem wir nicht mehr zurechtkamen. Er war gerade vier Jahre alt und kommunizierte zu dem Zeitpunkt auf keine erdenkliche Weise mehr mit uns. Wahrscheinlich hat ihn frustriert, dass wir ihn nicht verstanden haben und deshalb seine Bedürfnisse nicht erfüllen konnten. Denn er fing täglich an zu brüllen und dann hat er gebrüllt und gebrüllt und gebrüllt. Sein wutentbranntes Schreien hat kein Ende gefunden. Aus voller Kehle, mal eine Stunde, mal mehrere Stunden am Stück. Täglich. In der Kita, zu Hause, unterwegs. Es half nichts. Keine Ablenkung half, egal ob es was zu essen oder zu trinken war, eine frische Windel, ein ruhiger Raum, Musik. Nichts. Irgendwann war er einfach so müde, dass er aufgehört hat zu schreien und meist eingeschlafen ist. Wir Eltern waren am Ende unserer Kräfte und komplett ratlos. Nach einem weiteren Termin bei unserem Kinderarzt überwies dieser uns mit dem Verdacht auf Autismus-Spektrum-Störung (ASS) an das Sozialpädiatrische Zentrum (SPZ). Mit dem Termin im SPZ war uns dann klar, dass das Verhalten nicht »normal« für ein Kind mit DS ist. Wir mussten uns den Tatsachen stellen. Für eine Diagnose beim Psychologen bekamen wir drei Termine, allerdings erst in fünf Monaten. Fünf Monate Ungewissheit. Zum Einlesen ins Thema DS und ASS bekamen wir ein wenig Literatur geschickt. Viel gab und gibt es aber nicht, denn bis vor wenigen Jahren wurde noch bestritten, dass es diese Kombination überhaupt gibt, DS und ASS. Vieles ist daher noch unbekannt und ungeklärt.

Ich konnte mir die Unterlagen zuerst nicht durchlesen, wollte es auch gar nicht. Wollte es nicht wahrhaben. Richtig bewusst wurde mir das tatsächlich erst, als ich es einer Freundin erzählte. Ich konnte die Frage nicht mehr beantworten, wo die Reise mit unserem Mittleren hingehen würde, und brach in Tränen aus. Mir wurde damals klar, dass ich mich nun zum zweiten Mal von den Wünschen, Hoffnungen und Träumen verabschieden musste. Dass unsere Zukunft so ganz anders aussehen wird als gedacht. Das war hart. Zum ersten Mal haben wir uns nach seiner Geburt auf einen anderen Weg eingestellt, Träume zerplatzten. Aber vier Jahre lang haben wir uns dann vorgestellt, was unser Sohn alles lernen wird, wie er sich entwickeln kann. Denn für Menschen mit Down-Syndrom ist so vieles möglich. Jetzt passierte es also wieder: Alles war komplett infrage gestellt.

Doch auch wenn es mich umgeworfen hat, so war auch Erleichterung zu spüren: zu wissen, womit wir es zu tun hatten. Nun konnten wir uns vieles erklären und konnten schauen, was wir daraus machten.

Für uns Eltern gab und gibt es eine Menge zu lernen: Was ist Autismus? Wie fühlen und denken Autisten? Wie wirkt sich Autismus im Zusammenhang mit dem Down-Syndrom aus? Denn eins wurde uns schnell klar: Autismus ist nicht gleich Autismus und Autismus in Kombination mit Down-Syndrom ist wieder etwas ganz anderes.

Vielleicht klingt es für einige merkwürdig, aber ich bin sehr dankbar, dass das Down-Syndrom als Behinderung bekannt ist und man es den Menschen ansehen kann. Fast jeder weiß um die geistigen Behinderungen dieser Menschen. Für uns ist das Fluch und Segen zugleich. Oft wird in den Medien von den extrem positiven Beispielen berichtet, was Menschen mit Down-Syndrom leisten können. An diesen Beispielen wird unser Sohn dann leider gemessen. Auch von unserem Umfeld, von Familie, Freunden, Bekannten und Nachbarn kamen diese gut gemeinten Aufmunterungsversuche à la: Was doch alles aus ihm werden kann. Autismus jedoch kann man den Menschen nicht ansehen. Was das für eine weitere große Beeinträchtigung bedeutet, erkennt man nicht auf den ersten Blick, und es ist schwer zu vermitteln, welche Auswirkungen diese Besonderheit, diese andere Art zu fühlen, zu denken und zu kommunizieren, für die Menschen und ihre Familien hat. Auch haben wir oft das Gefühl, uns erklären, fast schon rechtfertigen zu müssen. Warum kann unser Sohn, in einem Alter von jetzt sechs Jahren, vieles noch nicht, trotz Förderung? Uns werden viele (nicht immer erbetene) Ratschläge gegeben. Die sind sicherlich gut gemeint, aber wenn sie auf unseren Mittleren und uns nicht angewendet werden können, dann kommt das Gefühl, dass wir wiederum Erwartungen nicht erfüllen. Dass wir vielleicht nicht genug tun, unseren Sohn nicht genug fördern. Selbst in der Außenseitergruppe der Familien mit Kindern mit Down-Syndrom fühlen wir uns in solchen Momenten als Außenseiter.

Am Anfang hat mich das sehr verunsichert. Mittlerweile habe ich eigentlich immer das Gefühl, dass wir für unseren Sohn das tun, was für ihn gut ist, was für uns als Familie gut ist. Wir müssen uns und ihn nicht unter Druck setzen, um in eine »Norm« zu passen, die für uns sowieso nicht gemacht ist.

Wir haben mit der Zeit gelernt, dass die Bedürfnisse und vor allem das Glück unseres Mittleren an erster Stelle stehen. Wir gehen unseren Weg. Das Ziel, das wir für alle unsere Kinder haben, heißt: glücklich sein.

Ich habe mal von einem Vater eines ungeborenen Kindes eine Nachricht bekommen, in der stand sinngemäß, dass die Ärzte den Eltern weiterhin zum Schwangerschaftsabbruch raten, obwohl die Eltern sich bereits für das Kind entschieden hatten. Sie unterlegten dies mit Aussagen wie: »In den Medien werden ja auch nur die ›guten‹ Fälle gezeigt.« Da sieht man immer nur die fitten Kinder. Das hat mich sehr beschäftigt. Was soll das bitte bedeuten? Die »guten« Fälle?

Ist Tilda ein »guter« Fall? Woran machen wir so etwas fest? Ja, sie hat keine organischen oder anderen körperlichen Probleme, keine Zusatzdiagnose und ist sehr lernwillig. Aber ist das nicht am

Ende, abgesehen von Zusatzdiagnosen, wie bei allen Kindern oft auch eine Typfrage?

Gleichzeitig sind es die Stimmen derer, die sich nicht gesehen fühlen, die mich an diesen Gedanken zweifeln lassen. Oft stelle ich mir die Frage, ob Berichterstattung und Sichtbarkeit einen falschen Eindruck vermitteln. Da sind wir wieder bei der Beipackzettel-Frage. Was macht es mit uns, wenn wir vorab alle Eventualitäten aufgezählt bekommen?

Wozu führt so etwas? Sind wir dann bald bei zehn von zehn Elternpaaren, die sich gegen ihr Kind entscheiden?

Ehrlich gesagt habe ich keine Antwort auf diese Fragen. Weiß nicht, was ausgewogen wäre oder ob es überhaupt einen Weg gibt, damit sich alle gesehen fühlen, wir aber gleichzeitig daran arbeiten, Vorurteile abzubauen. Wir brauchen die »guten« Beispiele, um Ängste herunterzufahren. Wir brauchen aber auch schonungslose Ehrlichkeit. Bislang habe ich selbst erst eine Frau »kennengelernt«, die es bereut, ihr Kind bekommen zu haben. Dem gegenüber stehen Hunderte Berichte von Eltern, die unendlich dankbar für ihr Kind sind.

Jeder Entwicklungsschritt eines Kindes ist auch mit Arbeit verbunden. Viele Dinge kommen nicht einfach so. Deshalb feiern wir jeden Meilenstein mit jubelnden Rufen und ganz viel Begeisterung.

Als Tilda das erste Mal ihren Kopf selber hielt, flippten wir aus. Wir weinten vor Freude, als sie zwischen uns im Bett liegend ihren kleinen und doch so schweren Kopf selber in die Höhe wuchtete. Viele Stunden Physiotherapie und jede Menge Üben waren dem vorausgegangen.

Als sie dann dalag und uns anlächelte, blieb die Welt für uns kurz stehen: Wir waren wie gebannt und konnten nicht aufhören zu lachen, und alle Anstrengung war einfach vergessen.

FAKT

Sozialpädiatrische Zentren

Sogenannte Sozialpädiatrische Zentren (SPZ) können dabei helfen, die Entwicklung des Kindes zu beurteilen und sich Meinungen von Fachleuten einzuholen. In diesen SPZ, die es in jeder größeren Stadt, meist angeschlossen an eine Klinik, gibt, werden interdisziplinäre Begutachtungen gemacht und Empfehlungen ausgesprochen. Manche stellen sogar direkt Überweisungen zu Fachärzt*innen oder die passenden Rezepte für eine therapeutische Behandlung aus.

Es gibt außerdem einige »Down-Syndrom-Ambulanzen« in Deutschland, die sich auf Kinder mit Trisomie 21 spezialisiert haben. Dort verbringt man einen halben Tag und wird sowohl medizinisch als auch therapeutisch und in sozialen Fragen beraten. Das ist besonders für Erziehende zu empfehlen, die sich unsicher sind, ob ihr Kind gut betreut und behandelt wird.

Unser Leben ist für uns völlig normal. Therapietermine und ärztliche Kontrollen gehören einfach dazu. Tilda und auch wir kennen das nicht anders. Dank Tildas Pflegegrad bekommen wir dafür eine Entlastung in Form einer Haushaltshilfe, die alle zwei Wochen vorbeikommt und unser Haus einmal gründlich sauber macht.

Anfangs fühlte ich mich komisch dabei, das in Anspruch zu nehmen. Immerhin bin ich ja körperlich absolut in der Lage, selber zu putzen. Doch hier geht es nicht darum, ob ich es körperlich kann.

Es geht um den Aspekt der Teilhabe. Unsere wundervolle Haushaltshilfe ermöglicht mir durch ihr Tun, dass ich Zeit für anderes habe. Zeit, um eine Spielverabredung mit Tilda wahrzunehmen oder mich um meine eigenen Dinge zu kümmern. So habe ich zum Beispiel nebenberuflich eine einjährige Qualifikation zur Betriebswirtin in Werbung und Kommunikation abschließen können. 750 Stunden habe ich da reingesteckt. Unser Leben dreht sich nicht nur um Tilda. Nicht nur um ihre Bedürfnisse. Auch wir Eltern haben Bedürfnisse, und es ist so wichtig, diese nicht zu vernachlässigen. Unterstützung ist dabei das A und O, und es fällt nicht immer leicht, diese anzunehmen.

Neben der Unterstützung, die wir annehmen können und sollten, gibt es aber auch Grenzen, die wir ziehen müssen, zum Beispiel, indem wir uns unsere Zeit einteilen und auch mal das Kind hintanstellen, so schwer es auch fällt. Auch Überforderung ist eine gespannte Falle, die nur darauf wartet zuzuschnappen, wenn wir unachtsam mit uns selber werden. Sind wir überfordert, können wir uns weder um die Förderung noch um die Beziehungen in der Familie ausreichend kümmern. Es lässt sich nicht immer verhindern, und schneller, als man glaubt, steht man mittendrin in einem Strudel aus Wäschebergen, leerem Kühlschrank, unerledigten Arbeitsaufgaben, nicht ausreichender gemeinsamer Zeit als Paar und macht sich zusätzlich noch Vorwürfe, schon mehrere Tage keine Lernkarten mehr auf den Tisch gelegt oder die Anweisungen der Physiotherapeutin nicht befolgt zu haben.

Es gibt nahezu keine Woche, in der ich nicht resümiere und verpasste Chancen für Fördereinheiten ausmache. Aber ich habe gelernt, damit zu leben. Es ist für mich normal geworden und ich zerbreche mir nicht mehr jedes Mal den Kopf darüber. Wahrnehmen, annehmen und versuchen, es morgen besser zu machen, lautet meine Devise. Chancen im Alltag erkennen und beim Ballspiel Farben benennen oder zählen oder den leeren Karton vom gelieferten Möbelstück gemeinsam bemalen und dabei Wörter aufschreiben und lernen. An der Supermarktkasse Buchstaben suchen und benennen und in der Kita die Zeit nehmen, die Treppe runterzuhüpfen, oder vor dem Zähneputzen zwischen Toilette und Badewanne aufstützen und mit den Beinen schaukeln. Der Alltag steckt voller Möglichkeiten, was das Lernen am Tisch nicht ersetzt, aber das schlechte Gewissen wegen verpasster Lerneinheiten zumindest immerhin abmildert.

Meine Tochter hat einen erhöhten Förderbedarf und das wird immer so sein. Ich bin Mutter und pflegende Angehörige, aber ich bin auch ich – eine Frau mit vielen Interessen, Ideen und eigenen Bedürfnissen. Und wenn ich eines schon früh gelernt habe, dann das: Geht es mir gut, dann gelingt vieles leichter, und vor allem geht es dann auch meinem Kind gut.

KAPITEL 7

Zurück nach NRW? Niemals. Dann kam Tilda.

2006 machte ich mein Abitur in einem kleinen Ort zwischen Düsseldorf und Köln, in der Region, in der ich bis dahin mein Leben verbracht hatte. 2007 zog ich ins Allgäu, wo ich sieben Jahre später meinen Mann kennenlernte. Wir sprachen oft darüber, das Allgäu irgendwann zu verlassen, hatten aber keine Ahnung, wohin, nur eines, das stand für uns fest: keinesfalls zurück ins Rheinland. Mein Mann hatte viele Jahre in Köln gelebt, und bei jedem Familienbesuch stellten wir fest, wie sehr uns die Ballung der Region auf die Nerven ging. Die grauen Wintermonate, die vollen Straßen, die hässlichen Außenbezirke der Städte. Das alles hatte uns einst in die Flucht geschlagen und wir hatten damit abgeschlossen. Dachten wir.

Tildas Geburt hat so vieles in meiner Denkweise geändert, dass ich heute manchmal lächelnd auf mein eigenes Vergangenheits-Ich zurückblicke. Wie festgefahren meine Überzeugungen waren und wie engstirnig mein Denken!

Der Erste, der es aussprach, war mein Schwager, der uns beim ersten Besuch fragte, ob wir nicht darüber nachdenken würden, wieder näher zur Familie zu ziehen. In diesem Moment ein absolut irrwitziger Gedanke für uns. Doch hatte er damit einen Samen gepflanzt. Und während die Wochen verstrichen und wir uns einfanden, in den Alltag und auch die Gewissheit, dass das nun eine Lebensaufgabe ist, da wuchs daraus ein Keim.

Ich glaube, dass die Verarbeitung einer solchen Diagnose wie des Down-Syndroms in unterschiedlichen Stufen abläuft. So wie Trauer. Es braucht Zeit, um zu begreifen, dass es wirklich für immer ist. Also zumindest bei mir. Ich habe bis heute, fast vier Jahre danach, immer noch Tage, an denen ich es mir manchmal selbst sagen muss: »Es geht nicht weg. Es wird immer da sein. Du wirst noch viele Hürden mit deiner Tochter überwinden müssen.« Unterschwellig immer die Frage im Nacken: Und was ist, wenn ich mal nicht da bin? Und damit meine ich jetzt gar nicht nur die größte aller Fragen: Was geschieht, wenn ich sterbe? Ich meine damit auch so was wie: Was ist, wenn ich mal ausfalle? Krankenhausaufenthalt, psychischer Overload oder was auch immer? Natürlich weiß ich, dass Tilda bei ihrem Papa in den besten Händen ist. Aber was, wenn er auch gerade nicht da ist? Auf Geschäftsreise oder wo auch immer? Oder auch andersrum. Ich auf Reisen und er fällt aus. Was ist unser Back-up? Wo ist das Rettungsnetz? Wem vertraue ich? Oder besser noch: Wem traue ich es zu, dieser Anker zu sein, wenn alle anderen Stricke reißen?

Wahrscheinlich stellen sich alle Eltern diese Frage. Dennoch sind die Rahmenbedingungen eben anders. Ein neurotypisches Kind kommt viel früher in das Alter, in dem du ihm erklären kannst, was Sache ist. Hast du ein Kind mit Behinderung, weißt du nicht, ob du jemals an diesen Punkt gelangst.

Die ersten Monate zogen ins Land und der Gedanke wurde immer lauter. Hinzu kamen Fragen nach spezialisierten Ärzten und Ärztinnen, therapeutischem Angebot, inklusiven Sportvereinen und vielem mehr. Ich kam zu der Erkenntnis, dass ich unsere Zukunft nicht im Allgäu sah. Wir fingen auch an, mit anderen darüber zu sprechen.

Eine, mit der ich seit damals fast täglich spreche, ist meine Freundin Sarah. Zu jener Zeit wurde ihre Tochter Mia am Herzen operiert. Auch wenn wir uns damals noch gar nicht persönlich getroffen hatten, so durchlebte ich diese Zeit in gewisser Weise mit ihr.

ZU GAST

Sarah lebt heute mit ihrem Mann und ihren zwei Töchtern im Bergischen Land, nah bei ihrer Familie. Sie und ihr Mann erhielten die Diagnose Down-Syndrom in der Schwangerschaft. Ihre erste Tochter Mia wurde 2018 mit einem schweren Herzfehler geboren.

Fassungslos sitzen wir an ihrem Bettchen. Im Raum ist es sehr kalt. Unsere kleine Tochter, sechs Monate alt, liegt mit unzähligen Schläuchen und Kabeln, die aus ihrem Körper kommen, in einem Bettchen und kämpft um ihr Leben. Diesen Anblick werden wir niemals vergessen. Sie war kaum wiederzuerkennen. Ihr Gesicht ist ganz aufgequollen und ihre Haut ganz blass. Ihr kleiner Körper liegt ganz regungslos da. Ungläubig und wie in einem Albtraum gefangen, sitzen wir dort wie Zuschauer, unfähig, irgendetwas zu tun. Wir beobachten das Handeln der Ärzte, die mit vollem Einsatz um Mias Leben kämpfen. Wir hören das ununterbrochene Piepen, den Alarm der Geräte, der uns in große Sorge versetzt. Ein Arzt kommt zu uns. Seine Aussage werden wir niemals vergessen: »Ihr Zustand hat sich über Nacht dramatisch verschlechtert. Leider sind nun die Komplikationen aufgetreten, die so eine OP mit sich bringen kann. Ihr Zustand ist kritisch. Sie müssen sich auch auf das

Schlimmste gefasst machen.« Auf das Schlimmste gefasst machen … Nein! Das möchte ich mir nicht ausmalen. Das kann doch alles nicht Wirklichkeit sein.

Vor nicht einmal 48 Stunden war die Welt noch in Ordnung. Wir haben mit Mia zu Hause gelacht und herumgealbert. Die Zeit ausgekostet, bis wir in die Uniklinik mussten. Ihre große Herz-Operation stand bevor. Wir wussten, dass es eine schwere OP werden wird, waren vorbereitet und kannten mögliche Komplikationen und Risiken. Aber diese Situation hätten wir uns so niemals ausgemalt. Noch vor wenigen Stunden hieß es zunächst, dass Mia die achtstündige OP gut überstanden habe und wir sie bald auf der Intensivstation sehen dürften. Wir erfuhren, dass es während der OP Komplikationen gab. Mia sei nun aber stabil. Wir wussten, dass die nächsten Stunden entscheidend waren. Wir waren optimistisch und positiv gestimmt, da die Ärzte zufrieden schienen. Doch nun saßen wir da, gefangen wie in einem Albtraum.

Mia kämpfte mit allen möglichen Komplikationen. Ihre Organe arbeiteten nicht mehr richtig. Immer wieder kamen neue Schläuche (Drainagen) in ihren Körper, immer wieder bekam sie neue Medikamente, immer wieder gab es neue Probleme. Doch Mia kämpfte. Sie kämpfte sich ins Leben zurück.

Nach einigen Wochen durften wir die Klinik verlassen. Gemeinsam mit unserer Tochter. Das war alles, was zählte. Aber unser Leben war nicht mehr das, was es vor der Herz-OP gewesen war. Die Ärzte hatten ohne Zweifel einen grandiosen Job gemacht. Sie hatten unserer Tochter das Leben gerettet. Aber danach blieben wir mit unseren neu erworbenen Problemen alleine zurück. Mia war schwer traumatisiert, wurde vollständig über eine Nasensonde ernährt, da sie nicht mehr schluckte, und sie erbrach sich mehrmals täglich. Ein normaler Alltag war nicht möglich. Nachts saßen wir stundenlang an ihrem Bett und sondierten ihr ganz langsam ihre Nahrung und alle zwei bis drei Stunden ein Medikament. Mehr als zwei Stunden Schlaf am Stück war für uns Eltern unmöglich, obwohl wir uns schon aufteilten.

Obwohl wir beide 24 Stunden täglich Mia zur Verfügung standen, war die Aufgabe kaum zu stemmen und brachte uns körperlich und seelisch an unsere Grenzen. Wir zogen vorübergehend ins Haus meiner Eltern zurück. Wir brauchten nun die Unterstützung unserer Familien. Ohne sie wäre diese Zeit undenkbar gewesen.

Es folgten weitere Krankenhausaufenthalte. Einige davon waren so schlimm, dass Mia noch traumatisierter nach Hause kam. Ich musste als Mama stark sein und ihr dabei Kraft schenken. Aber es gab eine Situation, die selbst mich aus Verzweiflung zum Schreien brachte und ich hätte meine Tochter so gerne den Ärzten aus den Händen gerissen. Nach diesem gemeinsamen Erlebnis war die Bindung zwischen mir und Mia völlig zerstört. Mia wollte nicht einmal mehr mit mir gemeinsam in einem Raum bleiben. Ich durfte sie nicht anfassen, sie nicht auf den Arm nehmen und ihr nicht einmal mehr die Windel wechseln. Sie wollte nur noch zu ihrem Papa oder ihren Großeltern. Es brach mir als Mama das Herz. Ich hatte ihr in dieser furchtbaren Situation nicht helfen dürfen und das nahm sie mir nun verständlicherweise sehr übel.

Es dauerte Wochen, bis sich der Zustand besserte. Ich brauchte viel Geduld und musste ihr Zeit geben, das alles zu verarbeiten. Das war für mich als Mutter eines der schlimmsten Erlebnisse. Aber dennoch war ich für eines sehr dankbar. Für meine große Familie, die sich aus so vielen liebevollen Menschen zusammensetzt, sowohl aus der Familie meines Mannes als auch aus meiner eigenen Familie. Sie fingen Mia in dieser Zeit auf und gaben ihr Halt.

Die vergangenen Jahre waren eine schwere Zeit für uns alle. Niemand hatte mit so einem schweren postoperativen Verlauf und dessen Folgen gerechnet. Als damals in der 22. Schwangerschaftswoche Mias schwerer Herzfehler entdeckt und anschließend die Diagnose

Trisomie 21 bestätigt wurde, brach für uns eine Welt zusammen. Allerdings weniger wegen des Herzfehlers, vielmehr ließ mich die Tatsache, dass unser Mädchen das Down-Syndrom haben würde, in ein tiefes Loch fallen. Der Herzfehler war zu beheben, das Down-Syndrom jedoch nicht. Der Herzfehler war für mich zunächst eher nebensächlich beziehungsweise das »geringere Übel«. Aber es kam anders als gedacht.

In den vergangenen Jahren habe ich das Down-Syndrom häufig verflucht, weil ich es dafür verantwortlich gemacht habe, was unsere Tochter alles durchmachen musste. Das machte mir teilweise sogar ein schlechtes Gewissen. Aber ich habe gelernt, dass auch diese Gefühle in Ordnung sind. Das bedeutet aber nicht, dass ich meine Tochter weniger liebe. Sie ist in meinen Augen perfekt und unser großes Glück. Aber ich hätte meine Tochter so gerne vor dem Leid und Schmerz bewahrt, den das Down-Syndrom und die damit verbundenen Erkrankungen mit sich brachten. Denn für Mia war es ein harter Kampf.

Heute ist ein großes Stück Normalität in unserem Leben eingekehrt. Mia hat es geschafft und sich wieder ganz nach vorne gekämpft, aber wir wissen auch, dass irgendwann die nächste Herz-Operation anstehen wird. Wann es so weit sein wird, wissen wir nicht. Die Vorstellung, dass Mia erneut am Herzen operiert werden muss und dass erneut Komplikationen ihr Leben erschweren könnten … daran wollen wir heute nicht denken. Heute ist Mia ein ganz normales vierjähriges Mädchen. Ein Mädchen mit Down-Syndrom. Gesund und lebensfroh. Für uns wird das niemals Selbstverständlichkeit werden. Wir sind dankbar für jeden glücklichen Tag, den wir mit Mia verbringen dürfen.

Ich versuche, diese glücklichen Momente aufzusaugen, und bin unendlich dankbar, mein Kind wieder in den Armen halten zu dürfen. Dankbar, wieder die Liebe und Verbundenheit zwischen Mama und Tochter spüren zu dürfen. Wir beide … wieder glücklich vereint.

Nach Mias OP verging kein Tag, an dem ich nicht mit Tilda in die Kirche ging, um eine Kerze für Mia zu entzünden. Ich verstehe, wovor Eltern Angst haben, wenn sie Erfahrungsberichte wie den von Sarah lesen. Wir haben das nicht durchmachen müssen, wir waren »nur« die Freunde an ihrer Seite, die hilflos am Rand standen und nichts tun konnten als zuzuhören, Kraft mit Worten und Gedanken zu schicken und zu beten. Ich begreife, warum Menschen glauben, dass sie ihr Kind »vor etwas bewahren«, wenn sie sich für einen Schwangerschaftsabbruch entscheiden. Doch verstehen kann ich es am Ende doch nicht, wenn ich heute auf Tilda und Mia blicke, wie sie gemeinsam ein Pony striegeln oder sich auf der großen Matratze lachend umfallen lassen. Denn davor sollte niemand »bewahrt« werden. Ich kann nicht verstehen, warum vermeintlich gesunde Menschen darüber entscheiden wollen, was lebenswert ist und was nicht.

Mias Geschichte ließ meine Gedanken bezüglich des Umzugs immer lauter werden. Tilda ist mit einem gesunden Herzen zur Welt gekommen, aber wir wissen nicht, was die Zukunft noch für uns bereithält. Es ist unumstritten, dass Menschen mit Trisomie 21 ein erhöhtes Risiko für diverse Erkrankungen haben.

FAKT

Das Down-Syndrom ist keine Krankheit

Das Down-Syndrom ist keine Krankheit. Es beschreibt nur die genetische Veränderung der Chromosomen. Einhergehend ist immer eine Behinderung in unterschiedlicher Ausprägung. Krankheiten treten nicht zwingend, aber dennoch oft in Verbindung mit Trisomie 21 auf. So wird ungefähr die Hälfte aller Kinder mit einem Herzfehler geboren. Die Ausprägung ist auch hier sehr unterschiedlich. Viele Kinder brauchen eine OP in ihrem ersten Lebensjahr. Die meisten sind danach »herzgesund«.

Ebenfalls häufig treten Veränderungen am Darm auf. Die Duodenalstenose (Darmverschluss) wird in der Regel innerhalb der ersten Lebenstage ebenfalls durch einen operativen Eingriff behoben.

Auch eine Erkrankung an Zöliakie (Autoimmunerkrankung, durch Glutenunverträglichkeit verursacht) hat eine erhöhte Wahrscheinlichkeit und kann auch erst im Laufe des Lebens auftreten, weshalb Menschen mit Down-Syndrom regelmäßig darauf getestet werden sollten. Auch die Gefahr, an Leukämie zu erkranken, ist höher. Ebenso die Wahrscheinlichkeit, eine Demenz zu entwickeln.

Hinweis: Diese Aufzählung ist nicht vollständig und soll auch keine Angst schüren. Wir alle leben mit Risiken, was unser Leben kein bisschen weniger lebenswert oder schön macht. Da ich keine fachliche Expertise habe, bitte ich darum, alle medizinischen Fakten hier (und im gesamten Buch) nur als Wegweiser zu betrachten, um Experten dann die richtigen Fragen zu stellen.

Neben dem Gedanken, was ist, wenn ich nicht da bin, kam also auch die Frage dazu: Wer ist bedingungslos für Tilda da? Neben uns Eltern. Über alledem auch der Wunsch, dass meine Tochter mit einem stetigen Kontakt zu ihren wenigen Verwandten aufwächst.

Ich selber habe nie die Erfahrung machen dürfen, wie es ist, bei einer Tante zu übernachten oder mit Cousinen und Cousins zu spielen. Obwohl ich eine Menge davon habe. Ich war immer neidisch auf die Kinder, die davon erzählten. Aus Gedanken wurden Gespräche, aus denen eine Suche wurde, und plötzlich stand die Entscheidung im Raum und wir trafen sie.

Als ich den Gedanken des Umzugs das erste Mal gegenüber zwei sehr wichtigen Freunden im Allgäu aussprach, bekam ich wenig später eine Sprachnachricht von Sarah, in der sie mir erstmals erzählte, dass auch sie gerade dabei war, Kisten zu packen. Auch sie würde umziehen. Zurück in das Haus ihrer Eltern. Darauf fragte ich sie, wo das denn sei, und konnte nicht aufhören zu lachen, als ich erfuhr, dass es nur 30 Minuten entfernt von dem Haus meiner Schwester liegt. Es war wie ein Zeichen, das ich dankend annahm.

Kurz nach Tildas erstem Geburtstag packten wir unsere Sachen und begannen einen neuen Abschnitt unseres gemeinsamen Lebens. Eine wahrlich schwere Entscheidung, die uns in den folgenden Jahren auch oft an Grenzen führte. Die Veränderung einer Partnerschaft durch ein Kind ist immens. Die Veränderung, wenn ein Kind mit Behinderung geboren wird, ist noch größer. Es gibt Statistiken darüber, wie viele Beziehungen daran zerbrechen. Ich weiß die Zahlen gerade nicht mehr und will sie auch nicht googeln. Auch das sind Fakten, die manche Ärzte und Ärztinnen vorbringen, um Eltern zu einem Abbruch der Schwangerschaft zu raten. Meine persönliche Überzeugung ist, dass eine Partnerschaft, eine Ehe, ein Zusammenleben immer Arbeit bedeutet. Einander nicht zu verlieren und in neue Lebenssituationen hineinzuwachsen, heißt Kontakt halten, miteinander reden, füreinander Verständnis aufbringen, eigene Befindlichkeiten auch mal hintanzustellen. Wir haben Höhen und Tiefen durchlebt in den letzten Jahren und alles, absolut alles daran hat sich gelohnt. Jede Träne, jeder Gedanke, jedes laute Wort, das alles war es wert – wenn wir dann gemeinsam am Strand stehen und uns drehen, bis wir vor Schwindel lachend in den Sand fallen, gemeinsam auf unsere Tochter sehen, die uns so stark und groß gemacht hat und uns auf eine völlig neue Weise Lieben gelehrt hat.

Ich weiß nicht, ob wir in NRW bleiben werden. Ich habe aufgehört, darüber nachzudenken, was in fünf oder zehn Jahren sein wird. Ich hätte vor fünf Jahren auch niemals geahnt, was, wer und wo ich heute bin. Ich lasse es auf mich zukommen. Für den Moment aber bin ich froh, dass Tilda ihre Tante, meine Schwester, die neben meinem Mann meine wichtigste Bezugsperson ist, jederzeit sehen kann. Dass sie mit ihrer Großcousine in den Kindergarten geht und wir mittlerweile ein gutes Netz an Ärzten, Ärztinnen und Therapeutinnen haben. Dass ich weiß, wo welche Anlaufstellen sind, dass ich meine eigenen Neffen zu einem Eis abholen kann und selber gute Menschen in meiner Umgebung habe. Dass ich in unter einer Stunde bei Sarah bin und Tilda schon aufgeregt Mia gebärdet, wenn wir auf den Parkplatz fahren, weil sie es erkennt, dass wir da sind. Bei ihrer besten Freundin und bei ihrer Patentante.

Ja, Sarah ist eine von Tildas drei Taufpatinnen. Die Taufe fand nur wenige Wochen vor unserem Umzug statt. Sarah, Mia und ihr Papa fuhren fast 700 Kilometer dafür, um diesen besonderen Tag mit uns zu feiern.

Ich erinnere mich noch gut, wie wir im Frühjahr vor der Taufe bei Sarah zu Besuch waren, gemeinsam mit den Kinderwagen durch die Sonne spazierten und ich ihr davon erzählte, dass ich mir Gedanken zu Tildas Taufe und Patinnen-Wahl machte. Zu der Frage, welche Rolle der Glaube einst in ihrem Leben spielen wird. Gedanken darüber, dass die beiden gesetzten Patinnen in der Zukunft weit weg von uns wohnen werden. Da sah Sarah mich an und sagte: »Ich würde sofort Tildas Patin werden.« Damals hatten wir uns erst wenige Male persönlich getroffen, aufgrund der weiten Entfernung. In mir machte sich trotzdem ein wohlig-warmes Gefühl breit.

Es dauerte noch einige Wochen, bis ich sie »offiziell« darum bat. Diesen Nachmittag in der Sonne und die tiefe Verbundenheit, die ich in diesem Moment spürte, werde ich niemals vergessen. Das Leben schreibt so viele Geschichten und viele ängstigen uns, aber wir sollten ihnen nicht den ersten Platz einräumen. Denn wer hinsieht, wird so viel mehr Sonne und Wärme wahrnehmen. In Momenten, in Entscheidungen, in durchgestandenen Krisen, in dem Gesicht unserer Kinder, im warmen Sand mit schwindeligem Kopf, in den Worten einer Freundin, die dich versteht.

OPEN MIND

»Das ist bei Kindern mit Down-Syndrom eben so.«

Obwohl jegliche Art der Verallgemeinerung schlichtweg unangebracht ist, begegnet einem dieser Satz leider total oft. Und ich glaube, dass auch wir Eltern uns nicht davon frei machen können, dass wir ihn schon gesagt haben.

In manchen Fällen ist es aber nicht nur unangebracht, sondern kann auch gewisse Folgen haben, zum Beispiel, wenn ein Elternteil einem Arzt gegenüber eine Auffälligkeit äußert und dieser die Beobachtung mit diesem Satz abtut.

Ein Beispiel: Tildas Mundschluss wurde mit etwa zweieinhalb Jahren zunehmend schlechter. Der Hals-Nasen-Ohren-Arzt, den ich darauf ansprach, sagte zu mir: »Kinder mit Down-Syndrom haben eben eine größere Zunge. Das ist eben so. Deswegen hängt die raus.«

Hätten wir nicht eine fantastische Logopädin an unserer Seite, und wäre ich nicht so gut vernetzt und informiert, hätte ich es wahrscheinlich einfach so hingenommen. Tatsache ist: Diese Aussage ist falsch. Auch die Zunge ist von der Muskelhypotonie betroffen, was es anstrengend macht, sie im Mund zu halten. Verengte Atemwege und oft auch vergrößerte Mandeln und Polypen verursachen häufig eine schlechte Nasenatmung, was wiederum den Mund offen stehen lässt. Wenn die Zunge nun selten oder nie in ihrer eigentlichen Ruheposition am Gaumen liegt, wächst der Kiefer anders als vorgesehen. Wenn man also nichts dagegen macht, dann stimmt die Aussage des Arztes irgendwann, weil die Zunge dann wirklich nicht mehr richtig an den Gaumen passt.

Ein hoher Gaumen tritt bei Menschen mit Down-Syndrom häufig auf. Aber es gibt diverse Ansatzpunkte, um dagegen vorzugehen. Wie etwa operativ Mandeln und Polypen zu behandeln und eventuell Paukenröhrchen setzen zu lassen, eine Gaumenplatte zur Stimulation der Zunge im Mund anpassen zu lassen oder auch schon frühzeitig durch gezielte Therapieansätze am Mundschluss zu arbeiten.

Es gibt Dinge, die sind bei vielen Menschen mit Down-Syndrom ähnlich, aber vor allem ist jeder Mensch ein Individuum mit eigenen Talenten, Fähigkeiten, Träumen und Gedanken. Mit körperlichen Merkmalen, die das Down-Syndrom mit sich bringt, aber mit noch viel mehr Merkmalen, die er oder sie von seinen oder ihren Eltern mitgegeben bekommt.

Lasst uns Menschen aufgrund eines Merkmals nicht alle über einen Kamm scheren und unsere Augen für individuelle Bedürfnisse offen halten. Und wir Eltern sollten uns niemals mit einer Floskel abspeisen lassen, wenn wir das Gefühl haben, dass es eine Auffälligkeit gibt, die es zu betrachten gilt. Die wahren Experten tragen oft keinen Doktortitel, wissen aber meist, wo man einen mit Doktortitel findet. Deshalb ist die Vernetzung untereinander so unendlich kostbar.

Ja, es gibt Herausforderungen. Ja, es ist manchmal viel. Ja, es gibt die Tage, an denen man sich wünscht, dass es einfacher wäre. Aber dazwischen sind unendlich viele Momente, in denen sich keiner dieser Gedanken zeigt. In denen wir erfüllt sind von Dankbarkeit und Liebe und in denen wir von unserer Tochter lernen. Denn Tilda *ist* nicht das Down-Syndrom. Tilda ist unsere Tochter, die uns jeden Tag aufs Neue beibringt, dass es im Leben sehr viel mehr gibt, als wir bisher wahrgenommen haben.

KAPITEL 8

Tilda *ist*!

Während ich dieses Kapitel schreibe, machen wir eine Mutter-Kind-Kur auf Rügen, in einer Klinik, die nicht auf Kinder mit Behinderung spezialisiert ist. Hier sind viele Kinder. Kaum Kinder mit Förderbedarf. Tilda ist einfach mittendrin. Ja, okay, ich musste schon etwas Überzeugungsarbeit leisten, damit wir herkommen durften, aber jetzt sind wir hier.

Gestern, als ich Tilda aus der Betreuung abholte, sagte die Erzieherin zu mir: »Tilda ist so ein tolles Mädchen. Sie macht das großartig. Eigentlich merkt man gar keinen Unterschied. Und die anderen Kinder schauen wie selbstverständlich mit auf sie.«

Das sind die Momente. Die Marmeladenglasmomente, jene, die man aufheben will und in ein Glas einsperren, um sie für immer zu bewahren, jene, die mich als Mutter stolz dastehen lassen. Denn sie hat recht. Tilda ist einfach pur. Sie ist ein Kind mit Wünschen, mit Vorlieben, mit Talenten, mit ihrem eigenen Willen, in dem ich mich so häufig selber wiedererkenne. Ich kann gar nicht sagen, wie oft ich als Kind den Satz gehört habe: »Hoffentlich kriegst du auch mal ein Kind, das so ist wie du.«

Und heute sitzen wir am Esstisch, und ich blicke auf Tilda, wie sie mit absoluter Konsequenz verweigert, etwas zu probieren, was ihr suspekt ist. Ganz genau wie ich. Es gab Phasen in meiner Kindheit, da habe ich nur zwei oder drei Gerichte gegessen. Und auch nur dann, wenn sie exakt so zubereitet waren, wie ich mir das vorgestellt hatte. Egal, wie viel Hunger ich hatte. Passte es nicht, dann habe ich es nicht angerührt.

Vor etwa einem Jahr noch, da wollte Tilda Banane nur essen, wenn sie noch mit einem Ende in der Schale war und man sie damit festhalten konnte. War die Banane komplett geschält, rührte Tilda die Frucht nicht an. Das änderte sich vor einiger Zeit dahingehend, dass wir eine Banane aufschneiden müssen, damit sie sie mit einer Gabel von einem Teller essen kann. Anders geht es nicht. Zum Frühstück aß sie lange Zeit nichts anderes als Müsli, das ich jeden Morgen etwas püriere, damit ich heimlich frisches Obst untermischen kann. Eines Tages erlaubte ich es mir, zwei Kirschen hineinzutun, die dann alles leicht rosa färbten. Es gibt ein Video davon, wie sie in bühnenreifer Theatralik dieses Müsli beweint und sich mit aller Dramatik hin und her windet, um bloß nicht den Löffel in die Nähe ihres Mundes kommen zu lassen. Ich musste das Müsli selber essen und ihr ein neues ohne Kirschen machen.

Tilda ist so selbstsicher und bestimmt in vielen Dingen, weiß genau, was sie will und was nicht. Die sprachliche Barriere sorgt manchmal dafür, dass es etwas braucht, bis wir verstehen, wo das Problem liegt, aber sie weiß sich zu helfen. Sie hat so viele Wege und Mittel der Kommunikation, dass sie mich manchmal sprachlos macht.

Sie liebt es, ältere Kinder zu beobachten, um anschließend selber auszuprobieren, was sie zuvor studiert hat. Spielplatz, Kindergarten, Spielverabredung – alles die beste Therapie, die es gibt. Keine Therapeutin bringt Tilda dazu, so sehr an sich selbst zu arbeiten, wie das Nachahmen anderer Kinder. Wie sehr hat sie unermüdlich geübt zu hüpfen, als sie im Kindergarten alle hüpfen sah. Ohne

Unterlass, jeden Tag, bis sie endlich mit beiden Füßen vom Boden abheben konnte. Und nun wird jeder Strich auf dem Boden »überhüpft«, jede Anhöhe genutzt, um einen Sprung zu machen. Sie ist willensstark und lässt sich nicht von äußeren Umständen davon abbringen, ihr Ziel zu erreichen. Egal ob es das Erklettern eines Spielturms ist, das Überqueren einer Wackelbrücke auf der Spielfläche der älteren Kinder oder das selbstständige Anziehen ihrer Jacke.

Letzte Woche beim Packen kam sie plötzlich aus ihrem Zimmer gelaufen und trug ihre Regenhose wie einen Bolero. Die langen Hosenbeine flatterten an den Enden ihrer Arme wie kleine Flügel, und sie stellte sich vor den Spiegel und schwang ihre Arme wie Flügel auf und nieder und lachte schallend über ihren eigenen Anblick. Jeden einzelnen Tag überrascht sie mich mit ihrem Ideenreichtum und mit plötzlichen Handlungen, die sie sich irgendwo abgeschaut hat. Gestern steckte sie die winzigen Füße ihrer Puppe in meine riesigen Schuhe und ahmte Gehbewegungen nach. Sie half der Puppe, wie eine Mama ihrem Kind beim Laufen hilft, setzte sich anschließend mit der Puppe in mein Bett, schlug ein Buch auf und las ihrem »Baby« in ihrer eigenen Sprache vor. Zeigte auf die Bilder im Buch, lachte und gab der Puppe einen Kuss auf den Kopf. Genauso, wie ich es mit ihr mache.

Tilda liebt es, Schuhe anzuprobieren. Vor einer Woche auf dem Kindergeburtstag ihres besten Freundes Parker war sie plötzlich aus der Horde verschwunden und kam wenige Minuten später freudestrahlend in den Sandalen eines anderen Kindes um die Ecke gelaufen. Verkleiden war übrigens auch eines meiner liebsten Kinderspiele. Sie hat so viele meiner Eigenarten geerbt. Leider auch solche wie den Trotz, wenn es nicht nach ihren Vorstellungen läuft. So wird es etwa im Bad auch mal laut, wenn ich mich nicht auf den Badewannenrand setze, wenn wir gemeinsam Zähne putzen.

Denn genau »*Da! Mama!!*« muss ich hin, damit es für sie stimmt. Wie gut ich mich selbst daran erinnere, wie es mich wahnsinnig gemacht hat, wenn meine Familie nicht dort saß, wo ich wollte, oder Dinge anders machte, als ich sie in meinem Kopf hatte. Nun habe ich ein Kind, wie ich eines war, und muss oft lächeln, wenn sie wutschnaubend mit dem Fuß aufstampft, weil ich die falschen Schuhe aus dem Schrank geholt oder ihr den verkehrten Löffel für den Joghurt gereicht habe.

Tilda ist in allem, was sie tut, voll und ganz Tilda: Wenn sie mich an den Füßen kitzelt und sich selber darüber kaputtlacht oder sich morgens früh aus ihrem Bett in unseres schleicht und sich dann voller Inbrunst auf Papas Brust fallen lässt, um dort weiterzuschlafen. Wenn sie vom Beckenrand ins Wasser springt und sich dafür selbst applaudiert oder das Frisbee am Meer mit athletischem Einsatz einen halben Meter weit wirft, um uns anschließend klarzumachen, dass jetzt Mama und Papa spielen sollen und sie zuschauen will. Und wenn wir sie dann fragen, ob sie noch mal will, dann erklingt ein »*Nein!*«. Mit fliegenden Armen und Beinen, das auch ohne weiteren Nebensatz erklärt: »Mensch Mama, hast du denn nicht verstanden, ich will zuschauen und nicht werfen. Jetzt los! Mach!«

Tilda ist heute ein fast vierjähriges Mädchen, das am zweiten Tag in der Mutter-Kind-Kurklinik verstanden hat, wo sie das Tablett holen und hinlegen muss, damit es Essen gibt. Das den Weg zum Essenssaal auch ganz allein findet. Das sich am Ende eines jeden Essens bei dem Personal bedankt und ihm zum Abschied Kusshände zuwirft. Das sich auf dem Weg zur Betreuung Spiele ausdenkt, die Mama mitmachen muss. Dann stehen wir mitten im Gang und laufen von Wand zu Wand, mal auf Zehenspitzen, mal hüpfend, mal stampfend, mit großen oder kleinen Schritten oder drehen uns in der Mitte um uns selbst. Warten kurz, jede an ihrer

Wandseite, wenn andere Familien vorbeiwollen, und sind so sehr im Hier und Jetzt. Scheren uns beide nicht die Bohne darum, was die anderen wohl gerade von uns denken, weil wir *einfach sind. Weil wir wir* sind. Weil wir Mutter und Tochter sind, die zusammen lachen, diskutieren, Kompromisse schließen, Kommunikationswege finden und allem voran das gemeinsame Leben lieben.

FAKT
Alle gleich?

Es gibt Körpermerkmale, die die meisten Menschen mit Down-Syndrom aufweisen und ihr Extra-Chromosom für andere sofort sichtbar machen, zum Beispiel die schräg stehenden mandelförmigen Augen oder auch die zumeist verkürzten Gliedmaßen. Die kleinere Nase und kleineren Ohren. Viele haben eine sogenannte Sandalenfurche, was bedeutet, dass der dicke Zeh etwas absteht, und noch ein paar andere Merkmale, wie zum Beispiel die Tatsache, dass die meisten Menschen kleiner sind als gleichaltrige Menschen ohne Trisomie 21. Aber allem voran sehen Menschen mit Trisomie 21 vor allem ihren Eltern ähnlich. Wenn ich Bilder von Tilda und mir selbst als Kind nebeneinanderlege, ist die Ähnlichkeit so verblüffend, dass man es kaum glauben kann.

Woher kommt also der Glaube, dass alle Leute mit dem Extra-Chromosom »gleich« aussehen? Das ist so ähnlich, wie wenn wir Europäer zum ersten Mal nach Asien oder Afrika reisen. Auch dann haben wir das Gefühl, dass alle Menschen gleich aussehen. Es hat mit unseren Gewohnheiten zu tun, mit dem, was das Gehirn lernt zu sehen. Wir abstrahieren Unbekanntes zuerst. Es ist außerdem eine Tatsache, dass es viele Leute gibt, die nicht viele Berührungspunkte zum Down-Syndrom haben. Also fallen ihnen nur die Gemeinsamkeiten auf und nicht die Millionen Facetten. Sind wir aber länger in einer uns fremden Umgebung, so fängt unser Gehirn an, auch die zahllosen kleinen Unterschiede wahrzunehmen, und irgendwann können wir uns gar nicht mehr vorstellen, dass wir einst dachten: »Die sehen ja alle gleich aus.« Da nehme ich mich nämlich explizit nicht aus. Das waren Gedanken, die auch ich direkt nach unserer Diagnose hatte.

Und jetzt? Mittlerweile muss ich oft zweimal hinsehen, um zu erkennen, ob ein Mensch wirklich das Down-Syndrom hat. Weil es für mich so selbstverständlich geworden ist und ich eben zuerst den Menschen hinter den Merkmalen sehe und erst danach die Merkmale wahrnehme. Auch hier kann ich die sozialen Medien nur empfehlen, um zu sehen, wie sehr Kinder ihren Müttern, Vätern und Geschwistern gleichen. Schaut euch um und zeigt eurem Gehirn, welche Vielfalt sich hinter einigen wenigen Merkmalen verbirgt.

Wenn ich Tilda heute ansehe, dann sehe ich nur meine Tochter und ihre bezaubernde Schönheit. Ich liebe es, wenn sie die Augen zusammenkneift, damit ich mitmache. Liebe es, wenn sie ihren Lieblingswitz performt und ihren Finger an die Lippen legt, wartet, bis alle ganz leise sind, und dann aus dem Nichts losschreit, um sich anschließend vor Lachen zu krümmen.

Ich liebe es, wie sie voller Vorfreude zum Tisch läuft, wenn ich ihr Logopädie-Material heraushole. Liebe ihre Konzentration und ihren Elan, wenn wir zusammen üben. Liebe es, wie sie sich freut, wenn ich sie frage, ob wir die Eisenbahn aufbauen sollen, und bin stolz, wie sie alles selbstständig wegräumt, wenn sie fertiggespielt hat. Ich kann nicht genug davon bekommen, sie heimlich zu beobachten, wenn sie mit den Bauklötzen kleine Kunstwerke baut und dann »hoch« ruft, wenn der Turm groß genug ist. Muss mir das Lachen verkneifen, wenn sie wütend alles umschmeißt, sobald ein Klotz nicht gehalten hat, kurz durchatmet und von vorne beginnt.

Mein Herz quillt über, wenn ihr Freund Timur zu uns in den Garten kommt und sie losläuft, um ihren Autopark zu holen, weil sie weiß, dass er so gerne damit spielt.

Tilda teilt von Herzen gerne und liebt es, wenn andere Freude an ihren Spielsachen haben. Das Prinzip »besitzen« und »meins« ist ihr bislang fremd. Es gibt weder Diskussionen in Spielzeugläden, solange sie alles mal anschauen darf, noch Ärger, wenn jemand anderes etwas von ihren Sachen nimmt. Gleichzeitig akzeptiert sie es aber auch, wenn jemand nicht mit ihr teilen will. Dann sucht sie sich halt etwas anderes. Davon kann auch ich noch so viel lernen.

OPEN MIND

»Das sind solche netten Menschen. Sonnenscheinkinder. Die sind immer fröhlich.«

Das bekommen viele Eltern immer mal wieder zu hören. Ganz am Anfang ist es vielleicht sogar aufbauend, aber ehrlich gesagt ist es Quatsch. Menschen mit Down-Syndrom verfügen über die gesamte Gefühlspalette genau wie jeder andere Mensch auch. Sie sind nicht immer fröhlich. Sie können auch traurig, wütend, eingeschnappt, sauer, gelangweilt und alles andere sein. Sie leben ihre Emotionen in der Regel einfach expressiver aus als wir neurotypischen Menschen, die wir uns an vermeintlichen gesellschaftlichen Konventionen orientieren. Deshalb ist ihr Lachen oft lauter, sind ihre freudigen Umarmungen fester und ist ihr Freudenschrei durchdringender. Genauso aber auch ihre Wut oder Frustration, was wiederum dazu führt, dass es auch Vorurteile gibt, wie: »Die sind doch alle so stur und bockig.« Ja, sind sie. Genau wie wir neurotypischen Menschen auch. Aber wir trauen uns eben irgendwann nicht mehr, uns mitten im Supermarkt auf den Boden zu legen und unserem Unmut lautstark Luft zu machen. Dafür aber hängen wir dann auch oft viel länger in unseren Emotionen fest, während viele Menschen mit Trisomie 21 ihre Emotionen einmal laut und stark ausleben und dann auch kurze Zeit später wieder völlig vergessen können. Ich persönlich halte das für eine ziemlich grandiose Eigenschaft.

Aber auch hier gilt, wie immer bei Verallgemeinerungen, dass es sicherlich nicht auf alle Menschen mit Down-Syndrom zutrifft. Doch zahlreiche Unterhaltungen mit anderen Eltern und viele Erfahrungsberichte aus dem Alltag anderer zeigen, dass es eine gewisse Gemeinsamkeit gibt, was das Ausleben von Emotionen betrifft. Auf Tilda trifft es jedenfalls eindeutig zu.

Wie viele Sorgen ich mir hätte sparen können, wenn ich damals im Krankenhaus in die Zukunft hätte schauen können, um zu sehen, dass ich eine Tochter geschenkt bekommen habe, die schon in ihrem jungen Alter für ihre eigenen Interessen einstehen kann und so viele Dinge selbstständig regelt. Tilda *ist* einfach *super*. Hätte ich doch nur damals schon gewusst: *Es wird gut.*

KAPITEL 9

Es wird Zeit – von Mutter zu Mutter

Draußen war es dunkel und durch das Fenster beobachtete ich den Vollmond am Himmel. Es war Winter, der Jahreswechsel 2018 auf 2019 stand kurz bevor. Ich dachte zurück an die Vollmondnacht vor Tildas Geburt. An alles, was darauf folgte. Es war noch so nah, jedes Gefühl noch deutlich spürbar und doch so fern, weil die Gespräche über diese Tage langsam verebbten. Alle uns nahestehenden Menschen hatten mittlerweile alles gefragt, was sie fragen wollten. Wir waren im Alltag angekommen. Fühlten uns nicht mehr wie der bunte Hund im Dorf. Es war jene Zeit, in der ich begann, die Tage nach der Geburt für mich selber aufzuarbeiten und nicht mehr fürs Außen, nicht mehr für das Erzählen. Es waren die Tage, an denen aus meinem Inneren ungeahnt eine große Idee fürs Außen geboren wurde. Und es war eine ganz einfache Frage, die alles auslöste. Als ich den Vollmond ansah, war sie plötzlich da: »Was hätte ich mir damals gewünscht?«

So simpel – und doch so groß. Da war er also. Der Gedanke, der mir nicht mehr aus dem Kopf ging. Die Antwort zugleich ganz klar und doch so schwer zu fassen. Als ich alleine, ohne mein Kind, im Dunkeln in meinem Krankenhausbett lag, da hätte ich mir einfach jemanden an meiner Seite gewünscht, der mich versteht. Eine Mutter, die genau weiß, was ich durchmache. Eine, die mir versichert hätte: »Es wird gut.« Eine, die mir nicht sagt, was ich zu tun oder zu fühlen habe. Eine, die von sich erzählt und mir damit zeigt, dass ihr Leben großartig und nicht vorbei ist. Ich wollte eine der Mütter an meinem Bett, die ich Tage später auf Instagram fand. Eine von denen, in denen ich mich selber erkannte. Eine, die schon weiter war und mir den Staffelstab übergeben würde. Aber wie sollte das gehen?

Ich vertrete immer schon die Meinung und Einstellung, dass man anderen nicht reinreden sollte. Nicht in die Erziehung, geschweige denn in die Verarbeitung einschneidender Erlebnisse. Aber ich glaube an die Kraft des Teilens. Erfahrungen zu teilen kann eine sehr heilsame Wirkung haben. So entstand in meinem Kopf die Idee von einem Brief an mich selbst. An mein Ich an jenem Tag, als wir die Diagnose bekamen. Um mir selber zu sagen, was ich mittlerweile wusste. Um mir selber die Schuldgefühle zu nehmen. Jene, die ich damals empfand, als die Trauer mich übermannte. Um mir selber zu sagen, dass es gut werden wird. Anders als gedacht, aber gut.

Dieser Gedanke keimte in den folgenden Wochen und wurde immer größer. Natürlich konnte ich meine eigene Geschichte nicht mehr verändern, aber plötzlich war da dieser Wunsch, anderen diese Erfahrung zu ersparen. Ich hielt den Staffelstab doch nun in der Hand. Also war es an mir loszulaufen. Aber wie sollte ich es bewerkstelligen, dass dieser Brief jemanden zur rechten Zeit erreichte? Und überhaupt, was sollte eine andere Frau mit einem Brief, der an mich selber gerichtet war?

Was zunächst nur ein Gedanke war, löste schließlich eine Gedankenlawine aus: Was wäre, wenn es nicht nur mein Brief wäre, sondern eine Sammlung von Briefen, die unterschiedliche Mütter schreiben würden? Was wäre, wenn daraus ein Heft entstehen würde, das fernab der Informationsbroschüren, die es schon gibt, nichts als Emotionen enthalten würde? Was, wenn es ein Heft gäbe, das kostenfrei und direkt verfügbar wäre? In ganz Deutschland, überall dort, wo Diagnosen vermittelt werden? Was, wenn dieses Heft genauso viel Lebensfreude überbringen würde, wie es die Instagram-Accounts tun, die mich an jedem dunklen Tag wieder hochziehen? Was, wenn Ärzte und Ärztinnen und anderes Fachpersonal dadurch einen anderen Zugang zu Eltern finden könnten? Was, wenn auch nur eine einzige Frau, die sonst zu den neun von zehn gehören würde, die sich gegen ihr Kind entscheiden, eine andere Entscheidung trifft, weil sie sieht, wie es wirklich ist?

Was wäre, wenn das Wirklichkeit werden würde?

Das wäre großartig. Das *ist* großartig.

Mir wurde in dieser Nacht auch klar, dass der Arzt damals und auch alle anderen Ärzte und Ärztinnen gar nicht »*das* Richtige« sagen können. Schlichtweg, weil es das nicht gibt und die allermeisten niemals gefühlt haben, was Eltern in so einem Moment fühlen. Ich verstand, dass ebenjener Arzt damals versuchte, alles »richtig« zu machen, es aber aus meiner ganz persönlichen Sicht nicht tat. Dafür verurteile ich ihn, zumindest heute, nicht mehr.

Ich erinnere mich gut daran, wie ich damals in jener Nacht diese Gedanken dachte und sie am Tag erneut dachte und mich selbst ein wenig auslachte. Als gäbe es so was nicht schon. So viele Frauen vor mir hatten Kinder mit Down-Syndrom geboren. Sicherlich gab es schon viele Initiativen in diese Richtung. So wie die wundervollen Bücher von Conny Wenk, die auch mir damals in die Hände fielen und mich ein Stück weit auffingen. Aber es war kein Arzt, der sie mir in die Hand drückte, nicht mal die Sozialpädagogin Frau B. hatte sie uns empfohlen.

Ich schob die Gedanken erst mal weg. Hatte ja auch so genug zu tun. Doch tief drin ließ es mich nicht mehr los. Irgendwann traute ich mich, Pio von dieser Idee zu erzählen, und er war begeistert. Er bestärkte mich darin, es anzugehen. Damals war Tilda noch keine sechs Monate alt, aber wir fühlten uns schon so weit. So angekommen.

Heute weiß ich, dass der Prozess des Ankommens niemals aufhört. Wir kommen ständig und andauernd in einer neuen Phase an, stehen vor neuen Herausforderungen und haben neue Hürden zu nehmen. Und das ist okay so. Es ist sogar besser, nicht immer auf das große Ganze zu blicken und sich stattdessen lieber mit dem nächsten Schritt zu befassen, allmählich hineinzuwachsen, miteinander Erfahrungen zu machen und das Leben anzunehmen, wie es ist.

Aber vielleicht war es auch gut, dass ich das damals noch nicht verstand, denn wer weiß, ob ich mich sonst getraut hätte, die Ideen weiterzuspinnen. Es dauerte noch einige Wochen, bis ich es Sarah erzählte. Sie war Feuer und Flamme für die Idee und sagte sofort zu mitzumachen. Das gab mir neuen Antrieb, und ich begann damit, meine Ideen endlich auf Papier zu bringen. Ich muss schmunzeln, wenn ich heute daran zurückdenke, wie ich mit ein paar bunten Blättern und einem Bleistift anfing zu skizzieren. Ich sehe es so deutlich vor mir, wie ich dort auf dem Boden saß, draußen war es wieder einmal dunkel. Es ist einfach verrückt, was aus dieser Idee geworden ist.

Nachdem ich die ersten Blätter bemalt und beschrieben hatte, fand ich den Mut, weitere Mütter anzuschreiben und ihnen meine Idee zu präsentieren. Ich suchte jene aus, mit denen ich über Instagram schon losen oder engeren Kontakt hielt und deren Texte mich stets berührten. Schrieb auch ein paar an, die mich noch nicht kannten. Doch von denen meldete sich keine zurück. Es dauerte trotzdem nicht lange, bis ich ein paar Zusagen hatte.

Ich machte keinen Zeitplan und nach der anfänglichen Euphorie kam der Prozess still und leise zum Erliegen. Plötzlich stand der Umzug im Raum und alle Energie floss dorthinein. Dann folgte Tildas erster Geburtstag, der gleichzeitig eine Art Abschiedsfeier wurde, weil die Pläne für die Rückkehr nach NRW fertig gestrickt waren.

In Sachen Heft passierte also erst mal eine ganze Weile nichts. Ich begann zwischenzeitlich ein Design zu entwerfen, aber so richtig gefiel es mir nicht. Es war einfach nicht das, was ich damit transportieren wollte. Die Umsetzung ruhte also. Keiner der Briefe war geschrieben, wir zogen um, mussten ankommen. Tilda wuchs. Wir wuchsen. Manchmal sogar über uns hinaus.

Doch die Frauen fragten immer wieder, wann ich die Briefe bräuchte, und so kam es dann doch zu einem Zeitplan. Der Welt-Down-Syndrom-Tag 2020 war unser Ziel und wir sollten es halten.

Wir begannen in den Wintermonaten 2019/20 zu schreiben. Sieben Frauen an unterschiedlichen Orten in ganz Deutschland verteilt. Jede mit ihrer eigenen Geschichte, die sich am Ende doch so sehr glichen. Wir entschieden, die Briefe erst zu verschicken, wenn alle fertig wären. Keine inhaltliche Vorgabe, außer: ein Brief an dich. An dein Ich, als du die Diagnose bekamst. Mit dem Wissen und Verständnis von heute.

Als wir die Briefe schrieben, waren die Kinder in einer Altersspanne von 1,5 bis 14 Jahren. Wir schrieben, weinten, schickten uns Bilder von Taschentuchbergen, fühlten miteinander und jede für sich. Es war Selbsttherapie, es war schrecklich und wundervoll zu gleich. Es hat uns verbunden. Ein Verbund, der bis heute hält. Der bei unserem ersten Zusammentreffen im Herbst 2021 so stark zu spüren war, obwohl wir uns in einigen Fällen niemals zuvor persönlich begegnet waren.

Ich fragte meine wunderbare und sehr talentierte Freundin Anne, ob sie das Design für das Heft machen könnte, und sie sagte Ja. Wir sprachen lange. Ich erzählte ihr von der Idee, von dem Bild, das ich vor mir sah. Von der Mutter, die in Trauer gefangen alleine in einem Krankenhauszimmer sitzt und das Heft in Händen hält, sich die Decke über den Kopf zieht und eine Taschenlampe auf das richtet, was ihr dabei helfen soll, wieder zu atmen. Aus diesem Bild entwickelte Anne ein Design, das genau das transportierte, was ich mir vorstellte.

Und so fügten sich Stück für Stück alle Teile zusammen. Ein paar Seiten füllte ich noch mit anderen Inhalten. Geschwister kamen zu Wort. Es gibt Bilder, die Freundschaften dokumentieren. Einige der Mütter berichteten, wie sie Freunden und Familie die Diagnose mitteilten. Alle Beteiligten schickten mir ihre Briefe und wieder weinte ich, genau wie die anderen auch, als ich die Briefe dann weitersendete. Wir alle fühlten die Gefühle der anderen. Niemand von uns kannte eine der anderen vor der Geburt unserer Kinder. Doch wir alle hatten das Gleiche durchgemacht. Wie so viele Tausende von Frauen auf der ganzen Welt. Wir verstanden einander besser als jeder Arzt oder jede Hebamme, die eine von uns betreut hatte.

Beate fasste es einst gut zusammen: »Wir alle gehören einem Club an. Einer Art Geheimclub. Dem coolsten Geheimclub der Welt.«

Daran denke ich oft, finde es zugleich schön und beängstigend. Denn wir alle kämpfen eben auch dafür, nicht ausgeschlossen zu sein, mit Selbstverständlichkeit dazuzugehören. Zu den Müttern auf dem Spielplatz, zu den Müttern in der Krabbelgruppe, im Elternbeirat, im Turnverein und, und, und. Aber dennoch tut es manchmal einfach gut, unter denen zu sein, die wissen, wie es sich anfühlt. Genau das sollte auch dieses Heft transportieren. Das seinen einstigen Arbeitstitel »Von Mutter zu Mutter« einfach behielt.

Und dann kam der große Tag. Der 21. März 2020. Wir befanden uns seit wenigen Tagen im ersten Corona-Lockdown, und was zwischenzeitlich für uns zur neuen Normalität geworden ist, das ängstigte uns damals auf bislang ungeahnte Weise. Keiner wusste, wie es weitergehen, was aus der Wirtschaft, aus unseren Arbeitsplätzen, ja aus unserem gesamten gesellschaftlichen Leben werden sollte.

Und mittendrin ich – wir – mit der großen Vision, das Heft in jede Arztschublade, jede Geburtsklinik, jede Hebammentasche in ganz Deutschland zu bringen. Keinen Plan, wie. Keine Idee, wann.

Wenige Tage vor dem Tag, an dem wir unsere Idee präsentierten, wurde mir klar, dass es eine Homepage zu dem Projekt brauchte. Einen Ort, an dem alle wichtigen Informationen abgerufen werden konnten. Also machte ich, wie schon so oft für dieses Projekt, zwei Nachtschichten und baute ohne jegliche Erfahrung mithilfe eines Baukastens eine Homepage. In der Gruppe entschieden wir, dass wir unser angestrebtes Spendenziel von ursprünglich 5.000 Euro auf 3.500 Euro herabsetzen wollten. Die unklare wirtschaftliche Lage ließ uns nicht mal auf diese Summe hoffen. Ich rechnete damit, dass es Monate dauern würde, bis wir dieses Geld zusammenhaben würden.

Aber ich irrte mich. Wie wenig Ahnung ich damals davon hatte, wie viele Menschen genauso dachten wie wir! Lange schrieb ich an dem Text, der erklären sollte, in was ich so viel Liebe und Arbeitsstunden gesteckt hatte. Es war nicht einfach zu erklären, was aus diesen Gedanken der damaligen Vollmondnacht entstanden ist. Doch die Menschen verstanden viel schneller, als ich dachte. Oder noch eher fühlten sie, was wir auch fühlten.

Mein Instagram-Post vom 21. März 2020:

»Der Gentest war positiv …« Ein kleiner Satz, von oben herab, unbedacht in unsere Gesichter geschmettert und plötzlich war der Boden weg …

Down-Syndrom – ein behindertes Kind – Schock – Starre – UND NUN?

So haben wir den Tag erlebt, der unser Leben verändert hat, und ich weiß, dass es viele gibt, denen es genauso ging und genauso gehen wird. Liebe gerade gewordene Mutter, liebe zukünftige Mutter, bitte glaub mir, wenn ich dir sage: ES WIRD GUT!

Ich hätte mir an diesem Tag so sehr gewünscht, eine Mutter an meiner Seite zu haben, die mir genau das ins Ohr flüstert.

Aus diesem Wunsch heraus entstand die Idee zu »Von Mutter zu Mutter«. Ich und sechs andere Mütter von Kindern mit #trisomie21 *haben uns selbst einen Brief geschrieben. Unserem eigenen ICH, zurück an jenen Tag, den wir niemals vergessen werden. Daraus entstand ein unglaublich wunderbares Heft. Gefüllt mit Wahrheit, Liebe und Zuversicht.*

Unser Traum ist es, dass schon bald Mütter genau dieses Heft in die Hand bekommen, wenn ein Arzt ihnen die Nachricht vom #extrachromosom *übermittelt. Unser Traum ist es, diesen Rettungsring in den Schubladen von Ärzten, Pränataldiagnostik-Zentren und Gynäkologen zu platzieren. Damit der Rettungsring gereicht werden kann, wenn er am dringendsten benötigt wird.*

Und genau hier kommt IHR ALLE *da draußen ins Spiel. Egal ob selber betroffen oder nicht. Jeder von euch kann helfen.*

Wir wollen diese Seiten drucken und verteilen. Wir wissen auch, dass die Zeiten hart sind und der Zeitpunkt, um nach Spenden zu fragen, sichtlich ungünstig ist. Aber wir wollen unseren Traum nicht aufschieben oder warten lassen. Jeden Tag werden Kinder mit

#downsyndrom *geboren. Zum Glück! Jeden Tag erhalten Eltern die Diagnose während der Schwangerschaft und werden gedrängt, eine Entscheidung zu fällen. Lasst uns alle gemeinsam etwas dafür tun, um diesen Müttern ein bisschen Boden zurückzugeben und vielleicht sogar der einen oder anderen bei der Entscheidung zu helfen. In meiner Bio findet ihr den Link zu unserer Webseite. Dort gibt es noch mehr Infos, einen Blick ins Heft und auch den Link zum Spenden-Pool! JEDER EURO ZÄHLT!*

»Von Mutter zu Mutter« ist ein Zeugnis über das wahre Leben, das unsere Welt vielleicht von ein paar Vorurteilen befreien, dadurch bunter und am Ende sogar besser machen kann. Wie schön wäre es, wenn ihr uns dabei helft!

Es dauerte keine zehn Stunden, bis wir unser neues Spendenziel erreicht hatten, und keine 24 Stunden, bis wir mehr als 5.000 Euro zusammen hatten. Ich konnte es nicht glauben und war überwältigt von der Anteilnahme, von dem Zuspruch und der Hilfsbereitschaft, die wir erfuhren. Denn das Besondere daran war ja, dass es nicht für die gemacht war, die es bereits erlebt hatten, sondern für jene, die noch gar nicht wussten, dass sie es einst brauchen würden. Genau das legt den Zusammenhalt und die Verbundenheit offen, die wir Eltern untereinander spüren.

ZU GAST

Beate ist Mutter von vier Kindern. Ihre älteste Tochter hat das Ulrich-Turner-Syndrom, der Nachzügler Oskar das Down-Syndrom. Beate war die zweite Mutter, die ich fragte, ob sie einen Brief für das Heft schreiben wolle, und sie sagte ohne Zögern Ja.

Tief grub sich der Schmerz in mein Herz ein, ganz tief, als wollte er mich nie wieder verlassen. Die Tränen liefen mir seit Stunden übers Gesicht, und ihr Salz fing an, in meinem Gesicht zu brennen. Wie gerne hätte ich laut geweint, geschluchzt, geschrien. Doch ich lag in einem Krankenhaus, in einem Zimmer mit einer Mutter, deren Kind ohne Diagnose war. Sie war glücklich, ich war es nicht, und es schien, als wenn ich es auch nie wieder werden sollte.

Die Diagnose meines Kindes: Trisomie 21 oder auch Down-Syndrom. Das Schicksal schlug zu und versetzte mich in eine nie gekannte Ohnmacht. Meine Gefühle waren gefangen in mir und ich in diesem furchtbaren Krankenhauszimmer. Da lag ich in meinem Bett mit den körperlichen Schmerzen des ungeplanten Kaiserschnitts, mein Kind gefühlt auf der anderen Seite dieser Welt, weit weg von mir auf der Neonatologie, verbunden mit Tausenden Kabeln und Schläuchen, und in mir eine unendliche Einsamkeit. Für einen Moment wünschte ich mich zurück in die Arme meiner Mutter.

Es gab keine Gratulationen, keine Hilfe für die Seele, keine Blumen und Geschenke, keinen Besuch. Nur diese Diagnose und meine Angst. Das Personal war verunsichert im Umgang mit uns. Man ließ uns in Ruhe. »Die Mutter-Kind-Bindung ist jetzt wichtig.« Doch innerlich spürte ich: Keiner hatte für uns die passenden Worte. Ich sah bis zu meiner Entlassung in der Geburtsklinik keinen Arzt mehr. Es folgten ein paar Tage im Kinderkrankenhaus und die ersten Versuche, uns als Familie in unserer Situation zu helfen.

Auf der Suche nach jedem noch so kleinen Strohhalm stieß ich auf den Instagram-Account von Lara. Ich las ihre Texte, ich saugte sie auf, und in mir wuchs die Sehnsucht, meine schlechten Gedanken und Gefühle in etwas Positives umzuwandeln, und gleichzeitig war es der Anfang einer wunderbaren Freundschaft. Die Diagnose unserer Kinder hat uns zusammengebracht. Was waren schon 800 Kilometer zwischen uns? Wir waren die Mitglieder eines Geheimclubs, verbunden durch ein Extra-Chromosom.

Und dann kam eines Tages Laras Frage, ob ich mir vorstellen könnte, einen Brief für das Heft »Von Mutter zu Mutter« beizutragen. Sie sprudelte beim Erzählen und ihre Augen leuchteten. Es war meine Möglichkeit, die Welt ein klein wenig besser zu machen. Wir teilten den Wunsch, dass nie wieder eine Mutter, die die Diagnose Trisomie 21 ihres Kindes erhielt, durch so ein tiefes Tal der Tränen musste wie wir. Die falschen Bilder sollten keine Macht mehr haben. Und gleichzeitig sollte jede betroffene Mutter wissen, dass jede geweinte Träne ihre Berechtigung hatte.

Diesen Brief an mich zu schreiben, war meine Therapie. Ich wurde zurückversetzt zu dem Tag, der eigentlich einer der schönsten meines Lebens werden sollte, weil mein Sohn geboren wurde. Doch es war auch der Tag der Diagnoseübermittlung, der Tag, an dem eine dunkle Wolke von Traurigkeit über mich zog. Manchmal ließen mich meine Tränen die Wörter am Bildschirm nicht erkennen. Diesmal war ich aber nicht alleine. Mit mir schrieben Lara und fünf weitere Frauen ihren Brief an ihr damaliges Ich. Wir alle haben es geschafft, die dunklen Wolken weiterziehen zu lassen, um Platz für die Liebe zu unseren Kindern zu machen und der Welt zu zeigen, wie normal das Leben mit unseren Kindern sein kann.

Wir haben uns geöffnet, damit Mütter in ähnlichen Situationen sich nicht mehr so hilflos fühlen müssen wie wir. Wir haben sowohl unsere guten als auch schlechten Gedanken geteilt. Genau die, für die wir uns am Anfang so sehr schämten. Die Briefe zeigen unser inneres Wachstum und den veränderten Blick auf die Diagnose mit unseren bisherigen Erfahrungen.

Die Reise unserer kleinen Müttergruppe war mit dem Druck des Heftes »Von Mutter zu Mutter« glücklicherweise nicht zu Ende. Wir waren

Multiplikatoren, Botschafter und unsere Briefe Hoffnungsträger für Eltern, die die Diagnose Down-Syndrom erhielten. Doch die Briefe waren noch mehr. Sie wurden tatsächlich auch Hilfsmittel für Pränataldiagnostiker, Gynäkologen und Hebammen. Sie zogen in Frühförderzentren und Hochschulen ein.

Das Band unserer Gruppe wurde mit jeder Diagnose und der Weitergabe des Heftes stärker. Wir weinten, wenn Mütter berichteten, dass sie sich aufgrund der Briefe für die Fortsetzung ihrer Schwangerschaft nach der Diagnose entschieden hatten. Es machte uns glücklich, wenn Mütter schrieben, dass das Heft genau das war, was sie in den schweren Stunden so dringend gebraucht hatten. Wir platzten vor Stolz, wenn Ärzte Lara die Rückmeldung gaben, dass auch ihnen so etwas wie das Heft »Von Mutter zu Mutter« zur Weitergabe bisher gefehlt hatte.

Im Herbst 2021, anderthalb Jahre nach dem Erscheinungsdatum, kam es zum ersten Treffen aller beteiligten Familien. Wir kannten so viel voneinander und waren eigentlich immer noch Unbekannte. Es war vielleicht die bunteste und liebevollste Gruppe, zu der ich gehörte.

Wenn ich zurückblicke, ist es für mich sehr klar: Ich würde meinen Brief immer wieder genauso schreiben. Es war heilsamer, meine Gedanken zu Papier zu bringen, als die Stunden, die ich mit der Psychologin einige Wochen nach der Geburt verbrachte.

Und bei allem bleibt für mich die wichtigste Frage: Wie viele Kinder dürfen nach der Diagnose Trisomie 21 in der Schwangerschaft tatsächlich leben? Wir lesen, neun von zehn dürfen es nicht. Mit meinem Brief an mich gehe ich in keine Diskussion mit Eltern. Ich musste keine Pro- und Contra-Argumente gegeneinanderstellen. Der Brief war an mich gerichtet, und er zeigt, wie sehr ich mein Kind liebe und wie unbegründet viele meiner anfänglichen Ängste waren.

Vielleicht hilft dieser Einblick in meine Gefühlswelt Eltern bei der Entscheidung *für* das Leben ihres Kindes mit Down-Syndrom. »Und jedem Anfang wohnt ein Zauber inne«, schreibt Hermann Hesse. Ich habe diesen Zauber durch meine Ängste nicht sehen können. Ich habe die Schönheit meines Kindes nicht sehen können. Wie gerne würde ich diese Zeit noch mal wiederholen und es mit meinem heutigen Wissen besser machen.

Am 21.03.2020 ging ich mit einem Hochgefühl und auch ein wenig Ungläubigkeit ins Bett. Neben den vielen Spenden hatten wir noch ein weiteres großartiges Angebot bekommen, von einer Mutter, deren Mann Geschäftsführer einer Druckerei ist. Sie bot mir an, dass er uns ein gutes Angebot für den Druck des Heftes machen könne, weil beide von der Idee begeistert waren.

Niemals hatte ich damit gerechnet, dass das alles so schnell gehen würde. Und bevor mir die Augen zufielen, wurde mir klar, dass ich absolut keinen Plan hatte, wie die Hefte eigentlich verteilt werden sollten.

FAKT
Eine Erfolgsgeschichte

Bis zum Sommer 2022 wurde das Heft »Von Mutter zu Mutter« rein durch Spenden finanziert und 17.000-mal gedruckt. Alle Exemplare wurden in der Digitaldruckerei Schleppers gedruckt, die bis heute zuverlässige Partnerin des Projekts ist. Vor dem dritten Druck fügte ich auf vielfachen Wunsch drei Briefe von Vätern hinzu. Nur einen davon kenne ich persönlich. Die anderen beiden meldeten sich von sich aus bei mir. Jede Woche gehen durchschnittlich zwischen zehn und

30 Anfragen von Fachstellen oder betroffenen Familien bei mir ein.

Das Heft wird neben seinem ursprünglich gedachten Zweck auch in Unis, Fachhochschulen und Ausbildungseinrichtungen eingesetzt, um Schülerinnen, Studentinnen und zukünftiges Fachpersonal an das Thema heranzuführen. Ich wurde schon in verschiedene Vorlesungen eingeladen und für unterschiedliche Zeitungen und Magazine interviewt. Im WDR gab es einen Beitrag, der online schon mehr als 700.000-mal abgerufen wurde.

Es vergingen einige Tage, und immer öfter wurde ich gefragt: »Wie kann ich dir helfen?« Doch ich hatte keine Antwort darauf.

Es war ein warmer Frühlingstag, als ich mit Tilda in den Wald hinter unserem Haus lief und zum gefühlt hunderttausendsten Mal über diese Frage nachdachte. Da fiel es mir wie Schuppen von den Augen. Bis heute ist mir nicht klar, warum ich nicht früher darauf kam, obwohl Marketing-Strategien entwickeln doch mein Beruf ist.

So viele Frauen meldeten sich schon ohne Aufruf bei mir, um die Hefte zu verteilen. Markenbotschafter aufbauen ist eine der bekanntesten und wichtigsten Strategien in jedem Marken-Einführungsprozess. So stand ich also da, zwischen knospenden Bäumen, und rief mit einem breiten Grinsen: »Tilda, ich hab's! Wir machen einen offiziellen Aufruf und machen jede Frau und jeden Mann, die oder der will, zu VMZM-Botschaftern.«

Tilda sah mich verwirrt an, aber schloss sich meinem befreienden Lachen dann an, und wir liefen beschwingten Schrittes zurück nach Haus, während ich den anderen Müttern eine Sprachnachricht mit meiner Idee schickte. Alle stimmten der Idee sofort zu und so starteten wir gemeinsam die zweite Phase des Projekts für den Gang an die Öffentlichkeit. Der Druck des Heftes war bereits beauftragt. Das Angebot der Druckerei war wirklich unschlagbar.

Mein Instagram-Post vom 4. April 2020:

+++ *Wir suchen* vmzm-*Botschafter*innen in ganz Deutschland* +++

Zwei Wochen ist es her, dass wir euch das Projekt #vonmutterzumutter *vorgestellt haben. Neben der unglaublich großherzigen Spendenbereitschaft trafen auch unzählige Anfragen ein, wie ihr helfen könnt.*

*Deshalb starten wir nun einen Aufruf und suchen Botschafter*innen, die uns dabei helfen, die Hefte genau dorthin zu bringen, wo sie gebraucht werden. Wir denken, dass eure persönlichen Kontakte zu einer viel größeren »Erfolgsquote« führen werden, als wenn wir die Hefte »einfach nur« an die Kliniken und Praxen senden.*

Was ist also Voraussetzung, um #vmzmbotschafter *zu werden?*

Du erklärst dich bereit, mindestens

zwei Kliniken und/oder Pränatal-Diagnostik-Praxen und fünf Gynäkologen und/oder Hebammen direkt zu kontaktieren und mit unseren Heften auszustatten.

Wenn du sogar noch mehr erreichen kannst, nehmen wir das mit Kusshand an.

Nach der Ausgabe informierst du uns, wer genau Hefte bekommen hat, damit wir den Überblick behalten können.

Diese Vorgabe bekommst du locker erfüllt?

Dann schicke uns eine E-Mail an info@vonmutterzumutter.de mit deinem Namen, deiner Adresse, einer genauen Angabe, wie vie-

le Kliniken, Pränatal-Praxen, Hebammen und Ärzte du ausstatten kannst und in welchem Umkreis das geschehen wird.

Wenn es keine Überschneidungen mit anderen Angeboten gibt, dann nehmen wir dich sofort in die Liste auf und du bekommst in den nächsten Wochen ein Paket mit der entsprechenden Anzahl an Heften (+ eines für dich) und einem kleinen Leitfaden für die Verteilung und Kommunikation. Obendrauf packen wir eine limitierte VonMutterzuMutter-Tasche als Dankeschön.

Natürlich ist uns klar, dass es aktuell sehr schwierig ist, persönlich an den entsprechenden Stellen vorzusprechen, aber da Logistik und Versand auch ihre Zeit brauchen, wollen wir schon durchstarten, damit ihr ausgestattet seid, wenn es wieder möglich ist. Vielleicht lässt sich ja hier und da auch telefonisch oder per Mail ein »offenes Ohr« finden.

Fragen könnt ihr gerne direkt hier stellen, Anmeldungen bitte ausschließlich per E-Mail.

Und noch ganz wichtig: JEDER kann Botschafter werden – dafür musst du die Erfahrung nicht selbst gemacht haben.

Das Feedback war erneut überwältigend. Etwas später gab es nochmals einen Aufruf, gezielt für den Norden und Osten des Landes, weil dort viel weniger Botschafterinnen unterwegs waren, aber insgesamt meldeten sich mehr als 160 Frauen und ein Mann.

Mein Instagram-Post vom 15. April 2020:

WIR SIND IM DRUCK!!! Das fühlt sich irgendwie total surreal an, das wirklich zu schreiben. Wenn ich mir überlege, dass ich vor nicht ganz einem Jahr alleine auf dem Sofa saß und die Idee entwickelte – in erster Linie, um mein eigenes Trauma zu bearbeiten –

und jetzt ist es Realität! Ich empfinde unglaubliche Dankbarkeit – vor allem für all die Hilfe, die mir auf dem Weg zur Verwirklichung begegnet ist. Und damit meine ich nicht nur die Mütter, die den Inhalt mit mir umgesetzt haben, oder all die vielen Menschen, die Geld gespendet haben, oder die vielen Botschafter, die sich gemeldet haben – sondern auch all die Menschen, die ihre Hilfe auf ihren speziellen Fachgebieten angeboten haben. Von der Deutsch-Lehrerin, die Korrektur gelesen hat, über die PR-Beraterin mit familiären Connections in die Krankenhausverwaltung bis hin zu der Druckerei, die sich nur wenige Stunden nach Veröffentlichung des Projekts gemeldet hat und uns einen Sonderpreis angeboten hat (um nur einige zu nennen). Das macht mich alles immer noch sprachlos. Ich bin so froh, dass wir nicht in einer ansprechpartnerlosen Online-Druckerei drucken mussten und stattdessen einen wahnsinnig tollen Support und sogar einen Einblick in die Produktion erhalten haben.

Danke @digitaldruckerei.schleppers, *dass ihr meinen Traum mit habt wahr werden lassen. (Und ja, das ist Werbung aus tiefster Überzeugung.)*

Nur wenige Tage später wurde dieser Traum Wirklichkeit und die Spedition lieferte eine riesige Palette voller Hefte in unserer Einfahrt ab. Und eine weitere bei der lieben Beate im hohen Norden der Republik. Sie und ihre älteste Tochter hatten nämlich angeboten, einen großen Teil ihrer Osterferien für den Versand herzugeben, den ich alleine niemals in einem so schnellen Zeitraum hätte umsetzen können.

Mein Instagram-Post vom 29. April 2020:

Es wird gepackt!

... und irgendwie erdet mich diese Tatsache an diesem völlig verqueren Tag sehr! Zu wissen, dass unsere Hefte nun auf die Reise gehen und in die Hände von Botschaftern gelegt werden, denen es genauso am Herzen liegt wie uns, dass die Hefte ihr Ziel erreichen.

Das macht mich ruhig und zufrieden. Ich bin ein Mensch, der nicht gut darin ist, Dinge aus der Hand zu geben oder um Hilfe zu bitten. Das kann zu einer echten Herausforderung werden, wenn man ein Projekt startet, das nur mit jeder Menge Unterstützung gelingen kann ... So habe ich mich Stück für Stück dorthin gearbeitet und es erfüllt mich heute mit tiefster Zufriedenheit. Nicht nur zu wissen, dass die wundervolle @beate_oskar_und_die_wilde21 *und ihre älteste Tochter (die übrigens auch einen Text für das Heft verfasst hat) heute begonnen haben, die Pakete zu packen –* TAUSEND DANK FÜR EUREN EINSATZ –, *es ist vor allem auch die Tatsache, zu wissen, dass die* #vmzmbotschafter *die Hefte bald in Händen halten und losziehen werden. Niemals hätte ich das leisten können, was jetzt geschieht. Das macht mich still, dankbar und berührt mich zutiefst. Liebe Botschafter, ich würde mich so sehr freuen, wenn ihr uns alle teilhaben lasst an dieser Reise, dem Netz, das gesponnen wird. Verlinkt mich, macht Storys, nutzt den Hashtag* #vmzmbotschafter – *jetzt habt ihr es in der Hand.*

Alle Botschafterinnen und der eine Botschafter gingen zu mindestens sieben verschiedenen Stellen, und das unter Pandemie-Bedingungen. Denn wie wir heute alle wissen, war es nicht nach ein paar Wochen vorbei. Das Heft verbreitete sich in Deutschland, es wurde bekannt, täglich bekam ich E-Mails mit Worten voller Dank und Zuspruch, mit Bestellungen, mit Rückfragen und liebevollen Worten. Ich spürte den Schlafmangel nicht, ich war einfach viel zu überwältigt von allem, was geschah.

Mein Instagram-Post vom 13. Mai 2020:

Ich erhalte gerade tagtäglich so viele Nachrichten von Botschaftern, die ihre Hefte erhalten haben und tief berührt sind. Von Ärzten, die auf unser Projekt aufmerksam geworden sind und Hefte anfordern. Von Menschen, die sich als Botschafter melden aus Überzeugung. Von den ersten Müttern, die das Heft bekommen haben und denen es geholfen hat. Von Bekannten und Fremden, die bewegt sind und Worte voller tiefer Empfindungen teilen. »… sitze schon seit einer halben Stunde völlig gerührt davor! Die Tränen kullern nur so! Was ihr da geschaffen habt, ist einfach großartig! Vielen Dank, dass du mir die Chance gibst, ein Teil davon zu sein!«

»Ich danke euch von ganzem Herzen, was ihr leistet. Auch abgesehen von diesem supertollen Heft. Eure Instagram-Arbeit ist einfach super und hat mir die erste Zeit nach der Geburt super geholfen.« (…)

»Bestimmt wird es vielen Frauen helfen … und wenn es nur ein Leben, einen Menschen mit DS rettet, war's das schon wert.«

»Ich schwanke immer noch zwischen Tränen und einem Lächeln. Das sind genau die Worte, die uns damals gefehlt haben. DANKE!«

»Die einzelnen Briefe sind so rührend und damit gleichzeitig so unterstützend. Ich freue mich für die zukünftigen Mamas (und natürlich Papas), die von dem Heft begleitet werden können.«

»Ich kann nicht sagen, was und wie es passiert ist, aber seit dem Lesen Ihrer Broschüre geht es mir deutlich anders! (…) Jetzt erlaube ich mir, mehr zu schwärmen, mich zu freuen, mit und an ihr, sie zu bewundern …« Und während mich eine Nachricht nach der anderen zu Tränen rührt und unendlich dankbar und stolz macht – schaut diese kleine Grinsekatze über den

Tischrand, ohne die es dieses Heft niemals gegeben hätte. Mein Herz wird so groß, dass es kaum noch genug Platz hat in meiner Brust. Welch unbändige Liebe dieses kleine Wesen in mir auslöst … Nicht in meinen kühnsten Träumen hätte ich mir vor ihrer Geburt ausmalen können, was es einst bedeutet, ihre Mutter sein zu dürfen. Ich hatte keine Ahnung, wie stolz sich Liebe anfühlen kann.

Kritische Stimmen gab es seit Beginn des Projekts nur sehr wenige, was mich zu gleichen Teilen gefreut wie auch gewundert hat. Wenn man mit so etwas an die Öffentlichkeit geht, mit so intimen Gedanken und Erfahrungen, dann rechnet man eigentlich auch mit Gegenwind an der einen oder anderen Front. War aber nicht so. Es gab eine berechtigte, liebevoll geschriebene Kritik, die mich darauf hinwies, dass die Auswahl der Mütter etwas diverser hätte sein können. Recht hat sie. Darüber hatte ich tatsächlich nicht nachgedacht. Es ist zum Beispiel keine alleinerziehende Mutter dabei, auch keine mit einem Migrationshintergrund. Wir alle leben in festen Partnerschaften, kommen aus der Mittelschicht. Sollte es einst eine Neuauflage geben, werde ich das ändern.

Eine Rückmeldung allerdings, die ließ mich lange nicht los. Mir schrieb ein Vater, der sich mit seiner Frau nach der pränatalen Diagnose entschieden hatte, das Kind zu bekommen. Auch nachdem sie dies den Ärzten mitgeteilt hatten, wurden sie noch mehrfach bedrängt, ihre Entscheidung zu überdenken, indem ihnen Dinge gesagt wurden wie: »In den Medien werden ja auch nur die guten Fälle dargestellt.«

OPEN MIND

»Sind in dem Heft nur leichte Fälle?«

Ich antwortete dem Vater im Oktober 2020 mit folgender E-Mail auf seine Frage:

Liebe Eltern,

es ist enorm schwer, überhaupt eine Antwort darauf zu geben – denn wer entscheidet, welche die leichten und welche die schweren Fälle sind?

Wenn wir vom medizinischen Standpunkt herangehen, dann sind in unserem Heft ganz sicher nicht nur »leichte« Fälle beschrieben. Es ist nicht zu leugnen, dass die Diagnose #downsyndrom *oft mit gesundheitlichen Beeinträchtigungen einhergeht. Man hat in der Regel ein paar mehr Arzttermine und manchmal auch Operationen.*

Aber dass dem nicht so ist, können dir auch 46 Chromosomen nicht garantieren. Ich zum Beispiel habe nach der Geburt auf der Intensivstation eine Mama kennengelernt, die das komplette erste Jahr mit ihrem »völlig normalen« Sohn von einem Lungenspezialisten zum nächsten gerannt ist, während Tilda bis heute noch nicht eine Bronchitis hatte.

Wenn man dagegen natürlich Mia anschaut, die nach ihrer Herz-OP leider bis heute nicht mehr den Weg zum eigenständigen Essen zurückgefunden hat – dann kann man da vermutlich von »einem schweren Fall« sprechen. Auch Mias Eltern haben während der Schwangerschaft von der Diagnose erfahren und haben ihre Entscheidung noch niemals bereut. Trotz der vielen Herausforderungen.

Bei Menschen mit DS ist es wie bei allen anderen Menschen mit 46 Chromosomen – es gibt einen Durchschnitt und es gibt Ränder dieses Durchschnitts rechts und links. Es gibt Menschen mit DS, die geistig so fit sind, dass sie es schaffen, zu studieren oder Schauspieler zu werden oder ein eigenes Unternehmen zu gründen. Das sind wenige und es ist nicht der Durchschnitt. Eben wie es bei uns 46ern auch Leute gibt, die einen höheren IQ haben und was daraus machen.

Und es gibt auch Menschen mit DS, die es niemals schaffen, sprechen zu lernen, die ihr Leben lang voll betreut werden müssen. Manche haben eine Doppeldiagnose und zum Beispiel zusätzlich Autismus oder ADS oder ADHS …. Und, ja, ich bin mir sicher, das ist hart. Ich glaube, eine ausgeprägte Form des Autismus zum Beispiel kann zur Zerreißprobe für eine Familie werden. Aber weder kann dir jemand sagen, ob dein ungeborenes Kind mit 47 Chromosomen davon betroffen ist, noch, ob ein zukünftiges Kind mit 46 Chromosomen davon verschont bleibt. Dein im Mutterleib völlig gesundes Kind kann während der Geburt einen Sauerstoffmangel erleiden und lebenslang zum Pflegefall werden oder in jungen Jahren an Krebs erkranken oder Auffälligkeiten in welcher Form auch immer zeigen, und keiner ist fähig, eine Diagnose zu stellen. Es gibt keine Garantien. Weder in die eine noch in die andere Richtung. Die kann ich dir nicht geben und auch kein Arzt.

Aber was ich dir aus meiner 2,5-jährigen Erfahrung mit meiner Tochter sagen kann: Ich habe insgesamt mittlerweile sicherlich über 100 Eltern persönlich, über Umwege oder digital, »kennengelernt«, und ich habe bisher nur eine Fa-

milie getroffen, die sich auch nach zwei Jahren immer noch schwer damit tat, das Kind anzunehmen. Ich habe auch viele Familien mit anderen Diagnosen oder eben nicht ausgesprochenen Diagnosen kennengelernt. Man wächst in diese Aufgaben hinein. Ein Wunschkind entspricht vielleicht nicht immer allen Wünschen, aber die Liebe zu einem Kind lässt viele Dinge plötzlich viel nichtiger werden, als sie vielleicht einst erschienen.

Ich kann und will euch zu nichts raten, weil mir das nicht zusteht und weil ich euch unmöglich sagen kann, ob ihr glücklich werdet. Denn das kann niemand. Ich kann euch nur sagen, dass ich das kleine Extra-Chromosom um nichts in der Welt zurückgeben würde. Meine Tochter ist das größte Geschenk meines Lebens, und auch wenn ich ab und an Angst vor der Zukunft habe (was meiner Meinung nach aber sicher alle Eltern haben – egal wie viele Chromosomen ihre Kinder haben), kann ich mir ein Leben ohne sie und ohne die Zugehörigkeit im Geheimclub #theluckyfew *nicht mehr vorstellen.*

Von Herzen alles Liebe
Lara

KAPITEL 10

Ich verstehe dich nicht

Tilda sitzt vor mir, schaut mich mit großen Augen an, erwartet etwas von mir, und ich weiß einfach nicht, was. Ich sage, dass ich sie nicht verstehe, und sie wird sauer. Stampft, schlägt mit den Handflächen auf den Tisch und gibt Rufe des Unmuts von sich.

Das ist keine spezielle Situation, die ich hier beschreibe. Es ist unser Alltag.

Wir begannen, wie so viele Eltern, schon mit etwa einem Jahr mit der Gebärden-unterstützten Kommunikation.

FAKT

Gebärde ist nicht gleich Gebärde

Es gibt die deutsche Gebärdensprache (DSG), die heute weitestgehend vereinheitlicht ist, was aber auch noch gar nicht so lange der Fall ist. Offiziell anerkannt als eigene Sprache ist sie erst seit 2002! Es ist sehr interessant, sich die Geschichte dahinter mal anzusehen. Diese Sprache ist sehr komplex mit eigenen grammatikalischen Regeln. Vieles ist nicht eins zu eins in Lautsprache übersetzbar, was die DSG nicht so tauglich für junge Kinder mit kognitiven Einschränkungen macht. Zumindest nicht für den Zweck, für den Gebärden in der unterstützten Kommunikation eingesetzt werden. Daher gibt es einige Ansätze für vereinfachte Gebärden, die Kindern vor allem dabei helfen sollen, in die Lautsprache hineinzukommen. Die helfen sollen, Kommunikation zu ermöglichen, wenn es verbal noch nicht funktioniert.

Ja, es gibt einige Menschen mit Down-Syndrom, die gar nicht in die verbale Sprache kommen, viele aber tun es, nur zumeist wesentlich später als neurotypische Kinder, weshalb eine unterstützende Kommunikationsform vor allem zu Beginn sehr viel Sinn hat.

Neben dem System Gebärden-unterstützte Kommunikation (GuK), das mit Karten und einfachen Zeichnungen Eltern und Kindern ein selbstständiges Erlernen der Gebärden ermöglicht, gibt es auch noch einige andere auf dem Markt. Oft wird auch in Babykursen mit den sogenannten Babygebärden gearbeitet, übrigens nicht nur für Kinder mit Behinderung. Viele Gebärden gleichen sich in den unterschiedlichen Systemen, manche sind anders. Wenn man schon einen Kita-Platz hat oder eine Tagesmutter, dann lohnt es sich nachzufragen, ob dort schon ein System bekannt ist oder verwendet wird, und eben dieses dann auch zu nutzen.

Auf meine Frage, wann man mit Gebärden beginnen kann, bekam ich damals von der Frühförderung die Aussage: »Sobald die erste natürliche Gebärde auftaucht, macht es Sinn. Das ist zumeist das Winken.« Genauso war es auch bei Tilda. Sie fing mit etwa einem

Jahr an zu winken und so orderte ich die GuK-Karten. Die Kosten wurden ohne Probleme von unserer Krankenkasse übernommen (ist nicht bei allen so), und ich begann sofort voller Elan, die für mich wichtigsten Gebärden aus der Kiste zu holen und in unseren Alltag zu integrieren. Das waren zu Anfang »essen«, »trinken«, »schlafen« und »spielen«. Was einjährige Kinder halt so machen. Ich gebärdete also freudig drauf los und ... es tat sich nichts. Tilda ignorierte meine Handbewegungen und zeigte nicht die Bohne Interesse daran, sie nachzuahmen.

Langer Atem!

Das hatten sie mir gesagt. Kannte ich es doch vom Kopfheben, vom Drehen, vom Krabbeln, was sie zu jener Zeit auch noch nicht tat. Wir gaben unser Bestes. Immer wieder brach unsere Willenskraft kurz ein, wir motivierten uns neu. Gebärdeten mit lächelnden Gesichtern. Nahmen Neues dazu. Eigneten uns immer mehr Wörter an. Und ... nichts. Tilda ignorierte uns weiterhin, wenn wir ihr Tiere in Büchern zeigten. Verweigerte sogar irgendwann uns anzusehen, wenn wir Gebärden machten. Hatte ich schon erwähnt, was für ein stures Kind ich selber war?

Mit knapp zwei Jahren gebärdete sie manchmal essen oder trinken, aber wahrlich nicht zuverlässig. Tiere oder andere Tätigkeiten wurden weiterhin schlichtweg verweigert. Ich las und hörte immer mehr Berichte über die Technik des »Frühen Lesens« und fragte mich, ob wir jemals dahin kommen würden, dass sie irgendwas spräche. Was ich damals vor allem zu hören bekam: »Du musst das jeden Tag am Tisch mit ihr üben, sonst bringt das gar nichts.« In mir sträubte sich gegen dieses *»du musst«* einfach alles. Irgendwann kam »Papa« raus. Also nicht wie die ein-, zweimal, als sie »versehentlich« »Mama« sagte, sondern gezielt und bewusst. Wir waren im siebten Himmel. Essen, trinken und schlafen gebärden ging mittlerweile auch, also zog ich los und besorgte ihr einen Platz bei der Logopädie. Völlig planlos, worauf ich achten musste. So landeten wir in der ersten Stunde bei einer Therapeutin, die sehr jung war und ein Spiel für Dreijährige auf den Tisch legte. Man braucht kein Experte zu sein, um zu wissen, was passierte. Tilda verstand überhaupt nicht, was die Frau von ihr wollte. Die wiederum bemerkte selber, dass es eine blöde Idee von ihr war, unseren »Fall« zu übernehmen. Also hatten wir in der nächsten Woche eine andere Frau vor uns sitzen. Die ich sehr nett fand, aber von Stunde zu Stunde fragte ich mich mehr, was wir da machten. Sie sprach in der Regel mehr mit mir als mit Tilda. Und das übrigens findet Tilda immer doof, wenn zwei Erwachsene über sie reden. Das ist bei Arztterminen nicht anders. Sie macht bei allen Untersuchungen richtig toll mit, aber sobald die Ärzte oder Ärztinnen sich an mich wenden, fängt sie an, die Zimmer auseinanderzunehmen, oder versucht zu flüchten. Da war in jenen Logopädie-Stunden genauso.

Von Woche zu Woche wurde ich frustrierter und so richtig therapiemüde. Etwas, was ich bisher immer nur in Bezug auf Kinder gehört hatte, sodass ich auch nicht gleich verstand, dass es nun mich ergriffen hatte. Werden Kinder therapiemüde, dann wird empfohlen, eine Pause einzulegen. Mein Unmut übertrug sich natürlich auf Tilda und so wurde das Thema Logopädie für uns plötzlich zu einem roten Tuch. Ich wusste nicht, wie es weitergehen sollte. War genervt von allem, von Dingen, die mir andere sagten, von der eigentlich großartigen WhatsApp-Gruppe, in der ich schon damals war, wo einige Eltern Informationen rund um Förderung austauschen. Ich war in einer Sackgasse angelangt und hatte keine Ahnung, wie ich da rauskommen sollte. Ich wusste, ich kann nicht *nichts* tun, aber hatte auch keinen Willen mehr, *etwas* zu tun. Vor allem, weil einfach nichts anschlug und mir jeder was anderes sagte.

Und dann entschied ich mich auf Anraten von Sarah, doch auch ein Seminar zum »Frühen Lesen« zu besuchen. Sie arbeitete mittlerweile schon einige Monate mit Mia nach dieser Methode und war total begeistert.

Also überwand ich mich, schrieb die Frau aus unserer Gruppe an, die gerade einige Seminare in Düsseldorf organisierte, und ließ mich auf eine Warteliste setzen. Welch unbeschreibliches Glück, dass ich nachrückte und zu diesem Seminar fuhr. Denn das war ein Wendepunkt, wie ich ihn niemals erwartet hätte.

Es war der Tag, als ich das erste Mal auf Tanja traf. Der Tag, als ich begriff, was im Gehirn meiner Tochter eigentlich so passiert, und es war der Tag, der uns am Abend noch zum Weinen brachte.

Es war der Tag!

Ich saß also da, hörte Martina zu, die zwei Mädchen mit Down-Syndrom adoptiert hatte, die mittlerweile erwachsen sind. Ich schaute ungläubig ihre alten Videoaufnahmen von der sprachlichen Entwicklung ihrer Töchter an; aller Groll in mir legte sich und ich fand zu meiner Motivation zurück. Währenddessen schielte ich aber auch immer wieder zu dieser schönen blonden Frau hinüber, die das Seminar organisiert hatte. Die mit all ihrer Offenheit und Ausstrahlung etwas in mir bewegte. Ich wollte unbedingt mit ihr sprechen. Ich konnte nicht wirklich erklären, warum, aber ihr ganzes Wesen zog mich an. Wer hätte gedacht, dass wir nur anderthalb Jahre später bis zu zehnmal am Tag miteinander telefonieren würden. Am Ende des Seminars wartete ich, bis sie nicht mehr von Frauen umringt war, und kam mit ihr ins Gespräch. Es war dieser eine Satz, den sie sagte, der so viel in meinem Denken veränderte:

»Ja, ich fahre einmal die Woche nach Köln, und, ja, das ist anstrengend, aber ich mache das auch irgendwie aus egoistischen Gründen.«

»Wie jetzt?«

»Na, ich will irgendwann im Urlaub auch mal wieder auf dem Handtuch liegen bleiben und wissen, dass er sich alleine ein Eis holen kann und weiß, wie viel Wechselgeld er zurückbekommen muss.«

Oh, ja! Wie recht sie hatte.

Mein Mindset war komplett gewendet, als ich heimfuhr. Ich kam nahezu euphorisch daheim an und erzählte Tilda und Pio, was ich alles gelernt hatte.

Kurz danach saß ich mit Tilda in ihrer Leseecke und wir schauten das Buch mit den wilden Tieren an. Wie immer benannte ich die Tiere und machte die Gebärden dazu und aus dem Nichts heraus gebärdete Tilda plötzlich Krokodil. Ich konnte es nicht fassen. Und dann noch drei weitere Tiere. Einfach so. Ich war überwältigt.

Kurze Zeit später ging Pio mit ihr hoch, um sie bettfertig zu machen, als ich ihn plötzlich schreien hörte: *»Lara, komm schnell!«* Ich dachte, es sei etwas passiert, und jagte die Treppe hinauf. Dann sah ich die beiden lachend auf dem Boden, und er sagte: »Los, zeig es Mama!« Und sie stand auf und lief los. Einfach so. Ein, zwei, drei, vier Schritte – direkt in meine Arme. Einfach so.

Und nein, natürlich war das nicht einfach so. Es waren viele Monate Physio, viele Monate Training, viele Monate mit Anfeuern, Motivieren, Verzweifeln, Weitermachen vergangen, und all das brach sich nun Bahn, und Pio und ich lachten, weinten, lobten und sahen einander an, voller Liebe für unsere großartige Tochter, die Dinge eben erst dann macht, wenn sie sich dafür entscheidet. Die ihren eigenen Kopf hat und so viele Überraschungen für uns parat hält.

Es war der 19. September 2020. Ein Tag voller Überraschungen, den ich niemals vergessen werde.

Am nächsten Tag rief ich in der Logopädie-Praxis in Köln an, in die auch Tanja mit ihrem Sohn fährt. Nicht lange nach dem Telefonat hatten wir die erste Stunde bei der wundervollen Diana, die Tilda vom ersten Moment an fesselte. Ihre »Didi« ist heute nicht mehr wegzudenken. Jede Woche, seit Oktober 2020, läuft sie freudestrahlend zum Auto los, wenn wir ihr sagen: »Wir fahren jetzt zu Didi.«

Auch Diana arbeitet nach der Methode des »Frühen Lesens«. Dabei handelt es sich um eine »Ganzwortmethode«. Am Anfang ordnen die Kinder Bildkarten einander zu, später Karten, auf denen die Wörter stehen. Dabei »lesen« sie aber nicht im phonetischen Sinne, sondern erkennen die Wörter auch wie Bilder und benennen dieses Erkennen dann. Bei Tilda stellte sich heraus, dass diese Methode nicht so griff wie erwartet. Deshalb sind wir nach einer gewissen Zeit zu Lauten gewechselt, die wir beim Erlernen auch mit sogenannten Lautgebärden unterstützen. Diese Gebärden orientieren sich an der Lautbildung. Um nur mal zwei Beispiele zu nennen: So ist die Gebärde für N, dass wir zwei Finger neben die Nase legen, weil der Laut genau dort gebildet wird. Für das G legen wir die Hand unter das Kinn, weil dieser Laut dort gebildet wird. Tilda kann heute nahezu alle Buchstaben des Alphabets benennen.

Diese Methode dient ebenfalls in erster Linie nicht dem klassischen Lesen, sondern soll dabei helfen, die Laute bilden zu können. Auch die Buchstaben sind für sie wie Bilder beziehungsweise Symbole, die sie mit den Lauten verknüpft hat. Das alles wird gemacht, weil Kinder mit Down-Syndrom besser visuell als auditiv lernen können. Tilda kann die Buchstaben zwar benennen, sie aber nicht selbstständig zusammenziehen. Doch durch die Lautgebärden können wir ihr helfen, neue Wörter nachzuahmen. Das funktioniert mal besser, mal schlechter, aber sie versucht es zumindest oft. Aber natürlich ist es auch eine langfristige Vorbereitung auf die Schule, und alles, was sie jetzt erlernt, wird ihr dabei helfen, einmal ins phonetische Lesen zu gelangen. Bis dahin ist es zusätzlich auch immer ein cooler Partytrick, wenn man sie in einer Gesellschaft oder der Supermarktschlange einzelne Buchstaben erkennen lässt.

ZU GAST

Diana ist Logopädin mit Herzblut. Sie hat sich schon früh durch ihre Mentorin auf Kinder mit Down-Syndrom spezialisiert und begleitet einige ihrer Patienten schon über zehn Jahre. Sie bietet auch Eltern-Coachings an, außerdem gibt sie ihr Wissen in Einzel-Coachings auch an andere Logopäden und Logopädinnen weiter.

Menschen mit Trisomie 21 sind keinesfalls eine homogene Gruppe. Schließlich betrifft die Trisomie ja nur ein Prozent des gesamten Erbgutes. Außerdem sind Kinder mit Trisomie 21, genau wie neurotypische Kinder, unterschiedlich begabt.

Dennoch gibt es Gemeinsamkeiten im Lernverhalten. Dabei kann ein Schema F vermieden werden, indem ihre Interessen, Begabungen und die Besonderheiten ihrer Aufmerksamkeit berücksichtigt werden. Denn wenn man das nicht tut, lassen einen das die Kinder schon wissen, und zwar ordentlich. Dafür müssen sie nicht sprechen können. Als ich mit der Arbeit mit den Kindern mit Down-Syndrom begonnen habe, haben sie mir natürlich auch mal das Material um die Ohren geschmissen. In solchen Situationen habe ich mich weder persönlich angegriffen gefühlt noch habe ich den »Fehler« bei den Kindern gesucht, sondern habe mein Handeln angepasst. So etablierte sich der »Müll« als zentrales Geschehen der Therapie, in den das Kind diverses Material schmeißen darf, nachdem es abgehandelt war. Bis heute gehört das »Schmeißen in den Müll« zu den Lieblingsspielen der Kinder, unabhängig vom Alter.

Pädagogischer Optimismus bei gleichzeitigem Respekt vor dem individuellen Lernweg haben mir geholfen, stets flexibel und kreativ zu bleiben in der Umsetzung der Methoden. Ob ich »Flashcards« oder Buchstaben aus einem Säckchen ziehen lasse, die Handpuppe damit füttern lasse oder aus der Bohnenkiste fischen lasse, macht für mich inhaltlich keinen Unterschied. Für das jeweilige Kind macht es aber *den* ausschlaggebenden Unterschied, der entscheidet, ob es mitgeht oder aussteigt. Zudem sollte es während der gesamten Lernsituation Erfolgserlebnisse erfahren. Denn einmal erzeugte Abneigungen können nachhaltiges Vermeidungsverhalten auslösen.

Ich möchte jedes Kind in dessen Kommunikation bestmöglich fördern. Dabei möchte ich für jedes Kind den richtigen Weg finden. Selbstverständlich bin ich »methodenkompetent«; dennoch lassen sich die Methoden nicht wie im Lehrbuch auf die Kinder stülpen, sondern müssen an die Realität des Kindes angepasst werden.

Dabei habe ich im Laufe der Jahre gelernt, woran ich erkenne, dass meine Therapie »Erfolg« hatte. Die Definition von »Erfolg« lautet im Duden »positives Ergebnis einer Bemühung«. Die Erwartungen an meine Arbeit als Logopädin sind häufig, dass ich jedem Kind das Sprechen beibringe, und wer mich und meine Arbeit näher verfolgt, erwartet womöglich auch, dass es Lesen, Schreiben und Rechnen lernt. Das strebe ich natürlich auch an, setze es mir aber nicht als grundlegendes Ziel.

Die Spanne der Leistungen, die ich als positive Ergebnisse meiner Bemühungen bezeichne, ist sehr groß. Beginnend damit, dass das Kind Blickkontakt zu mir halten kann, sich fünf Minuten auf eine Sache konzentrieren kann, nichts auf den Boden wirft, alleine auf dem Kinderstuhl sitzt und nicht auf dem Schoß der Eltern sitzen möchte, den Wachsmalblock nicht in den Mund nimmt – bis hin zu ersten Versuchen, etwas nachzusprechen. All das ist je nach Ausgangssituation bereits ein Erfolg und ganz individuell. So gehe ich in kleinen Schritten vor. Ich begegne den Kindern dabei mit Respekt und möchte ohne Druck und mit Gelassenheit auf das gemeinsame Lernen zugehen. Für mich ist das Lernverhältnis nie einseitig. Ich bringe den Kindern nichts bei, sondern wir lernen gemeinsam. Manchmal habe ich sogar das Gefühl, mehr von ihnen zu lernen als sie von mir. Sie haben mir gezeigt, dass nicht sie sich den Lerninhalten anpassen müssen, sondern wie ich die Lerninhalte an sie anpasse.

Meine Arbeit mit den Kindern zielt also nicht nur darauf ab, Einfluss auf ihre Sprache und Sprachentwicklung zu nehmen. Sie hat zudem noch Einfluss auf ihr Selbstbewusstsein. Sie werden von mir ernst genommen, ich stelle Anforderungen an sie, traue ihnen etwas zu und lobe dabei nicht nur die Leistung, sondern auch die Anstrengung. Sie haben Erfolgserlebnisse und entwickeln dabei eine Arbeitshaltung, die für die Schule notwendig ist.

Ich lerne nicht nur das jeweilige Kind kennen, sondern in den meisten Fällen die ganze Familie. Oft darf ich sie viele Jahre lang betreuen und auf verschiedenen Ebenen begleiten. Ich halte Eltern für sehr kompetent und coache sie gerne darin, sich – angepasst an ihre eigene Realität – um die Förderung ihres Kindes zu kümmern, ohne dabei die Rolle von Therapeut*innen zu übernehmen. Für jedes einzelne Kind mit Down-Syndrom sollten gute Lernvoraussetzungen geschaffen werden. Dabei beziehe ich die Eltern immer mit ein, denn niemand kennt ein Kind besser als die eigenen Eltern.

Wir haben in den vergangenen Jahren so viel gelernt. Und mit »wir« meine ich uns alle. Pio und ich fahren abwechselnd mit Tilda zur Therapie und bekommen so auch viel Input mit, den wir versuchen, im Alltag einzubauen.

Diana sagte einst, als ich mal wieder daran zweifelte, ob Tilda überhaupt je in die Sprache kommt, aufmunternd zu mir: »Ich hatte schon viele harte Nüsse. Und, ja, ich gebe zu, Tilda ist eine Macadamia-Nuss. Aber das ist ja bekanntlich die Königin der Nüsse. Und sie ist nicht meine erste. Also bleib zuversichtlich. Die knacken wir schon.«

Zusätzlich zu den wöchentlichen Therapiestunden entschieden wir uns 2021 auch erstmals zu einer Intensiv-Therapiewoche in Baiersbronn im Therapiezentrum Iven, das in der Community sehr bekannt ist. Eine intensive Erfahrung für uns alle. Es bewies vor allem, dass intensives Arbeiten deutliche Erfolge bringt. Dort lernten wir auch Denise kennen. Auch sie begleitet uns seitdem. Mittlerweile mit Intensiv-Therapie-Wochen in Düsseldorf, die für uns einfach viel besser in unser Leben integrierbar sind. Sie arbeitet ein wenig anders als Diana, und wir durften feststellen, dass Tilda diese Mischung nicht verwirrt, sondern ganz im Gegenteil total nach vorne pusht. Auch die Begegnung und Verbindung zu Denise verdanken wir Tanja. Ich kann gar nicht beschreiben, welch unschätzbaren Wert es für uns hat, solche fantastischen Therapeutinnen, Cheerleader und Wegbegleiterinnen an unserer Seite zu haben. Und damit meine ich alle drei: Tanja, Diana und Denise.

ZU GAST

Denise hat sich ebenfalls auf die Arbeit mit Kindern mit Behinderung spezialisiert und damit ihre Berufung gefunden. Sie hat sich im Jahr 2022 selbstständig gemacht und bietet neben Intensiv-Wochen auch Coachings und Vorträge für Eltern und auch Therapeuten und Therapeutinnen an.

In meiner Ausbildung als Logopädin habe ich vieles gelernt. Ich weiß, warum Singen und Rhythmus so wichtig für die Sprachentwicklung von Kindern sind, durfte lernen, was man tun muss, wenn Kinder stottern, oder welche Hilfestellungen nötig sind, wenn ein Patient bestimmte Laute nicht bilden kann. Drei lange Jahre durfte ich die ganze Vielfalt meines Berufes kennenlernen, habe so viele Störungsbilder studiert und dachte mit dem Abschluss, dass ich ab jetzt wohl genau wüsste, was als Sprachtherapeutin zu tun ist. Tja, und dann habe ich gemerkt, dass es viel mehr braucht, um eine gute Logopädin zu sein.

Ich habe direkt nach der Ausbildung angefangen, in einem Therapiezentrum zu arbeiten. Ein Zentrum, das sich unter anderem auf Kindern mit Down-Syndrom spezialisiert hat. Eine so wichtige und wertvolle Arbeit, die sich als echte Herzensangelegenheit herausgestellt hat. Plötzlich wurde mir klar, dass Methoden, Konzepte und Ideen, die man in der »klassischen« Logopädie anwendet, oft nicht inklusiv gedacht werden. Ja, man kann Materialien und Ideen schnell umwandeln. Warum aber bilden wir nicht schon von Anfang an die Diversität unserer Patienten ab? Die Kunst liegt also darin, dass das Wissen meiner Ausbildung in der Praxis auch wirklich Anwendung findet und ich gleichzeitig einfließen lasse, was ich bis heute immer wieder von meinen Patienten lernen darf. Denn selbstverständlich gibt es bei Kindern mit Down-Syndrom einen logopädischen Handlungsbedarf, aber darüber hinaus noch so vieles mehr, was ich als Logopädin im Blick haben muss. So habe ich nicht nur den Rahmen meiner Therapie neu gesteckt, sondern auch den Kern meines Berufes in einem ganz neuen Licht sehen gelernt.

Ich erinnere mich noch gut an eines der eindrücklichsten Schlüsselerlebnisse, die ich schon sehr früh bei meiner Arbeit als Logopädin hatte. Ich saß mit einem zweijährigen Jungen mit Down-Syndrom in meinem Therapiezimmer am Tisch, und obwohl es die erste gemeinsame Stunde war, hatten wir gleich eine gute Verbindung zueinander gefunden. Begleitet wurde der Junge von seinem Vater, der relativ emotionslos beobachtete. Das kam mir schon von Anfang an komisch vor. Aber nun gut, ich weiß, dass wir nicht alle Cheerleader sein müssen. Ich habe sehr früh gelernt, meinen Fokus auf den Kindern zu haben. Eltern sind natürlich immer in der Therapie willkommen – ganz klar –, aber vor allem ist es hier der Moment des Kindes. Somit bin ich nicht weiter auf den Vater eingegangen. Ich war begeistert von dem Jungen, und nachdem der Start schon so gut geklappt hatte, wollte ich einen Schritt weiter gehen, erste Laute probieren.

Gezielt Sprache zu imitieren ist gerade in dem Alter oft die Königsdisziplin und kann sehr herausfordernd sein. Aber was war mein Ziel? Gewiss nicht, dass dieser Zweijährige schon Laute korrekt nachspricht. Ich wollte sein Interesse auf meinen Mund lenken, ihm zeigen, dass ich da etwas im Gesicht habe, das ganz verrückte Sachen machen kann – Zunge und Lippen, die sich groß und deutlich bewegen. Und er war ganz fasziniert. Nach nicht mal zwei Minuten hörte ich ein lautes Ausatmen und in dem Moment musste ich dem Vater doch Beachtung schenken. Kaum hatte ich mich ihm zugewandt, meinte er: »Mein Sohn hat Down-Syndrom!« Er war nicht harsch, eher resigniert und ich war ehrlicherweise absolut verwirrt. »Ja, das weiß ich«, meinte ich und lächelte ihn aufmunternd an, weil ich dachte, dass es irgendetwas helfen würde. Er schaute mich stirnrunzelnd an: »Er wird also nicht sprechen lernen!« *Bäm!* Da war er, der bekannte Vorschlaghammer. Der Vater hat es nicht als Frage formuliert, sondern völlig klar und mit einer hundertprozentigen Sicherheit. Ich musste deshalb einfach wissen: »Wie kommen Sie darauf?« Dann erzählte er mir von dem Tag, an dem sie die Diagnose erhalten haben. Ein sehr unpersönliches Gespräch mit einem Oberarzt in der Klinik. Ein Gespräch, das ganz klar aufgezeigt hat, was dieser Junge mit Down-Syndrom alles nicht können wird. Und weil schließlich ein Universitätskrankenhaus und diverse Artikel im Internet von vor 30 Jahren prognostiziert haben, dass er nicht sprechen wird, hat sich dieser Vater schon sehr früh davon verabschiedet, dass ihn sein Sohn Papa nennen wird.

Ich konnte mich schon immer gut abgrenzen von den Geschichten meiner Patienten – musste ich auch, denn nur so ist eine wertschätzende und produktive Zusammenarbeit auch mit den Eltern möglich –, doch in diesem Moment, in dieser einen Minute war mein Herz ziemlich schwer.

Ab diesem Zeitpunkt wusste ich auch, dass meine Jobbezeichnung als Logopädin eine ganz neue Richtung bekommen muss. Ich zeige Übungen, um Kommunikation zu ermöglichen, ich empfehle Materialien und Konzepte und gebe Impulse. Darüber hinaus beginnt hier dann die wichtigste Arbeit. Ich bin plötzlich auch Visionärin, erkenne Fähigkeiten und spiegle das auch den Eltern wider. Vor allem gebe ich Hoffnung. Und was jetzt sehr pathetisch und fast auch ein bisschen kitschig klingt, ist aber genau das, was meine kleinen und großen Patienten von mir brauchen: Eine Fürsprecherin im eigenen Team. Jemand, der sich erlaubt, entgegen aller Prognosen Fähigkeiten zu erkennen und daraus Ziele und Ideen abzuleiten. Es gibt nicht ***die eine*** Methode und schon gar nicht ***die eine*** Prognose für Kinder mit Down-Syndrom. Warum sollten also Wege unversucht bleiben? Beratung und Aufklärung der Erziehenden ist ein elementarer Bestandteil der logopädischen Förderung. Natürlich ist hierbei eine gewisse Expertise wichtig, aber auch der ganzheitliche und inklusive Gedanke und die Wertschätzung gegenüber den Eltern, mit all ihren Ängsten, Befürchtungen und Bedürfnissen.

Und so komme ich am Ende gerne wieder zu meinem Schlüsselmoment zurück. Denn als ich mit schwerem Herzen in meinem Therapiezimmer saß, wusste ich, dass ich zwar auch einen Vater zu überzeugen hatte, aber vor allem einem kleinen Jungen all mein Zutrauen schenken musste. Nicht mit Druck auf das Kind, sondern mit Freude, viel loben und vielen Wiederholungen immer gleicher Übungen. Der Junge und ich sind drangeblieben, haben Stück für Stück die festen Glaubenssätze des Vaters aufgeweicht. Nicht mal drei Monate später durfte ich auch dabei sein, als genau dieser Junge zum ersten Mal gezielt »Papa!« zu seinem Vater gesagt hat.

Es ist manchmal schwierig bei all den schlechten Erstberatungen, die Eltern nach der Geburt widerfahren, effektive Überzeugungsarbeit zu leisten – aber genau für diese Momente lohnt es sich immer und immer wieder.

Um was es also am Ende geht? Potenziale fördern und gleichzeitig immer wieder selbst bereit sein, den eigenen Horizont zu erweitern und über den bequemen, bekannten Tellerrand hinauszuschauen. Vor allem auch eine Vision von der gemeinsamen Reise haben – das, was man als Logopädin eben so macht. Zumindest in meiner Welt.

Der Weg ist nicht leicht, die Ziele müssen sinnvoll gesteckt sein und es gibt immer wieder Phasen, in denen wir verzweifeln. Momente, in denen ich glaube, dass nichts vorangeht, und in denen ich manchmal sogar den Glauben an das große Ziel verliere.

Heute, im Mai 2022, war ich mit Tilda auf einem Ausflug. Wir traten in eine winzige Gaststube in einem kleinen Fischerdorf, wo sie soeben über die Theke schauen konnte, und ich forderte sie auf, der Dame hinter der Theke zu sagen, was sie haben möchte. Und sie sagte laut und deutlich: »Eis!« Und als sie ihren Eisbecher mit der Kugel Vanilleeis erhielt, sagte sie: »Danke.« Und während ich ihr hinterhersah, wie sie nach draußen auf die Terrasse lief, freudestrahlend ihr Eis hielt, da wäre mein Herz fast geplatzt vor Stolz und Liebe.

Als sie aufgegessen hatte, rannte sie wieder rein und gebärdete »noch mal«. Ich erklärte der Dame die Geste, die breit lächelnd eine neue Kugel in den Becher füllte.

Kommunikation kennt viele Wege, und gemeinsam erkunden wir Tag für Tag neue Pfade, die auch mal in Sackgassen führen, uns am Ende aber immer weiter voranbringen. Und ich weiß, dass wir niemals *das* Ziel erreichen, dafür aber immer und immer wieder das nächste. Das ist okay und das tut uns allen gut.

OPEN MIND

»Wird sie denn überhaupt sprechen lernen, wenn ihr Gebärden benutzt?«

Interessanterweise war es Tildas Physiotherapeutin, die es auf den Punkt brachte: »... weil ein Kind, das krabbelt, ja auch niemals laufen lernen will.«

So einfach ist das. Die Gebärden sind ein Mittel der Kommunikation, so wie Krabbeln ein Mittel der Fortbewegung ist. Aber wenn ein Kind bereit ist, den nächsten Schritt zu gehen, jenen Schritt, der im Alltag dann auch vieles einfacher macht, jenen Schritt, der einen schneller ans Ziel bringt, dann wird das Kind diesen Schritt machen. Davon wird ein Zwischenschritt niemals abhalten.

Und trotzdem gibt es immer noch viele Tage, an denen wir an unsere Grenzen stoßen. Es gibt sie immer noch – jeden Tag –, die Momente, in denen ich sage: »Ich verstehe dich nicht.« Und in denen Tilda stampft, schnaubt, manchmal aus Frust sogar haut. Aber wir werden besser im Einander-Verstehen. Jeden Tag ein Stück. Und zum Glück ist »Eis« eine ziemlich universelle Antwort auf viele Probleme.

KAPITEL 11

Energie des Netzwerks

Als ich die Idee zu »Von Mutter zu Mutter« hatte, dachte ich nur an die zukünftigen Mütter, denen es ergeht, wie es mir ergangen war. Natürlich hatte ich im Verlauf auch ein paar Gedanken daran, wie gut es wäre, wenn Ärzte und Ärztinnen und anderes medizinische Personal mal hineinlesen. Doch welche Kreise das Heft ziehen würde und welche Wirkung es auf die unterschiedlichsten Menschen haben würde, das wäre mir im Traum nicht eingefallen.

Und ich muss sagen, dass es sich selbst nach über zwei Jahren immer noch so anfühlt, als müsse *ich* mich bedanken, wenn jemand ein Heft ordert.

Deshalb überlasse ich in diesem Kapitel vielen anderen das Wort, um zu zeigen, was aus dieser einstigen Idee in einer Vollmondnacht geworden ist:

Auszüge aus Dankschreiben

(...) Mein Mann und ich haben die Geschichten mit Tränen der Rührung und mit erstauntem Auflachen des Wiedererkennens gelesen. Wie wunderbar helfen die Berichte dabei, sich nicht alleingelassen und stattdessen gut verstanden zu fühlen sowie voller Zuversicht in die Zukunft zu blicken. (...)

(Mutter)

(…) Als mein Mann und ich erfahren haben, dass unser noch ungeborenes Baby Trisomie 21 hat, bin ich im Rahmen einer Familienberatung an die Broschüre gekommen und sie hat mir wirklich sehr, sehr gut getan! Herzlichen Dank dafür! (…)

(Mutter)

Das Heft ist wunderschön! Ich habe bei jedem Brief geweint, zugestimmt, mitgefühlt …

(Tante)

(…) Ich konnte es kaum erwarten, diese Briefe zu lesen (dieses habe ich grad gemacht), und genau das, was in den Briefen beschrieben wird, waren meine größten Sorgen:

- *wird sie akzeptiert,*
- *wird sie selbstständig sein,*
- *wie geht man mit so einem Kind um.*

Diese Ängste wurden mir gerade genommen :-)

(…) Es tut einfach gut, von anderen zu lesen, weil ich niemanden kenne, der sooo eine wunderbare »außergewöhnliche« Tochter/Sohn hat. (…) Ich hatte einfach Angst, ihr kein gutes Leben zu ermöglichen, aber das alles hat mir gerade richtig geholfen. Ich habe mit Tränen die Briefe gelesen und freue mich jetzt umso mehr auf meine Tochter. (…) Mit dieser Broschüre hat man mir mehr geholfen als die Gespräche mit Ärzten oder Krankenschwestern.

(Vater)

Das alles wäre niemals möglich gewesen ohne das unglaubliche Netzwerk, das vor allem in den sozialen Medien beziehungsweise insbesondere auf Instagram besteht. Natürlich haben die klassischen Medien auch eine Menge beigetragen, aber ohne die Vernetzung unter den Eltern wäre auch das niemals möglich gewesen. Es hat mich zutiefst berührt, dass auch viele der Botschafterinnen mir davon berichtet haben, wie sie mit ihren eigenen Erfahrungen abschließen konnten, weil sie die Hefte dorthin brachten, wo sie einst selbst die Diagnose erhalten hatten. Das hätte ich niemals gedacht. Es ist eine Art Selbst-Therapie. Es ist das Wissen und Verstehen: Ich bin nicht alleine. Da gibt es viele, denen es genauso geht. Ein Zugehörigkeitsgefühl.

ZU GAST

Corinna wurde auch im Jahr 2018 Mutter einer Tochter mit Down-Syndrom. Die kleine Lara hatte einen schweren Start ins Leben, und Corinna funktionierte damals, wie Mütter das eben tun. Durch das Verteilen des Hefts arbeitete sie diese Zeit für sich auf.

Es ist der 21.03.2020.

»Mein« zweiter Welt-Down-Syndrom-Tag, das zweite Jahr in Folge, in dem mir dieser Tag besonders am Herzen liegt.

Ich öffne Instagram, um eigentlich einen eigenen Beitrag für diesen Tag zu verfassen. Doch dann sehe ich Laras Beitrag. Ein wahres Herzensprojekt wurde ins Leben gerufen. Ein Projekt, das mich in seinen Bann zieht, da sich plötzlich vieles so vertraut anfühlt, obwohl man sich eigentlich nicht kennt. Beim Lesen ihres Beitrags und der ersten Einblicke ins Heft kullern ein, zwei Tränen. Keine Tränen der Traurigkeit, mehr des Mitfühlens, des Verständnisses und der Erkenntnis: »Ich bin nicht allein. Und es ist okay, wie ich mich damals gefühlt habe.«

Als Lara dann noch den Aufruf nach Botschafter:innen gestartet hat, war mir recht schnell klar, dass ich auf diese Weise ein Teil des Ganzen sein möchte und kann.

Wenig später kam ein Paket von Lara an, das sozusagen das Botschafter:innen-Starter-Kit enthielt, unter anderem auch ein Exemplar des Hefts, das für die Botschafter:innen selbst bestimmt war. Beim Lesen jedes einzelnen Briefs bestätigte sich mein erster Eindruck. Ich fühlte mich einfach verstanden und »abgeholt«, konnte mich mit so vielen Beschreibungen und Emotionen, die angesprochen wurden, identifizieren. Und zu diesem Zeitpunkt konnte ich die Message, die die Coverseite ziert, bereits bestätigen: Es wird gut!

Aufgrund der damals aktuellen Corona-Situation entschloss ich mich dazu, die ersten Kontaktversuche zu meinen gewählten Anlaufstellen per E-Mail oder telefonisch zu tätigen. Ich habe gerade in meinen Mails eine persönliche Übergabe der Hefte angeboten, aber diesbezüglich aufgrund der besonderen Lage nicht wirklich mit positiven Rückmeldungen gerechnet.

Bei der ersten Rückmeldung, die von der Klinik kam, in der die Nackenfaltenmessung durchgeführt wurde, war dies auch so. Die Antwortmail war freundlich und dem Projekt »von Mutter zu Mutter« gegenüber sehr offen. Man bat um postalische Zusendung der Hefte und mein Herz machte einen winzigen Freudensprung. Das war sozusagen der wirkliche Startschuss. Ein kleines Anschreiben dazu und ab in die Post.

Der Freudensprung wurde aber durchaus noch größer, als mir direkt mehrere der kontaktierten Stellen mitteilten, dass sie in diesem Projekt einen so großen Mehrwert sehen, dass eine persönliche Übergabe der Hefte und somit auch Vorstellung des Projekts mehr als nur wünschenswert wäre. »Wichtig ist es, den Eltern die Angst zu nehmen und Hilfen mit an die Hand zu geben«, stand in einer der Antwortmails, und ich war wirklich glücklich, dass der Gedanke von »Von Mutter zu Mutter« absolut verstanden und mit offenen Armen angenommen wurde.

So sehr ich mich auf die persönlichen Termine freute, es machte mich doch auch ein wenig nervös, je näher sie rückten. Denn diese Gespräche und Übergaben waren selbstverständlich auch inhaltlich sehr persönlich, da sie in erster Linie von unserer Geschichte geprägt waren. Jeder dieser Termine bedeutete für mich, erneut zu erzählen, was 2018 passierte und wie es ablief. Was uns an den verschiedenen Stellen widerfahren und wie man uns in bestimmten Situationen begegnet ist. Wie wir, trotz Tests mit sehr hoher beworbener Zuverlässigkeit, mehrfach durch das Raster fielen. Aber auch, wie sich für uns alles mehr als nur zum Guten entwickelt hat. Wie bereichernd und auch stärkend diese Zeit rückblickend betrachtet für uns als Familie war und wie besonders und einfach »richtig« unsere Tochter für uns ist.

Jeder Termin bedeutete auch ein erneutes Durchleben des Jahres 2018 und somit eine Art »Aufarbeiten« unserer Geschichte. Obwohl mir nicht einmal bewusst war, dass ich diese aufarbeiten müsste. Und je öfter ich sie erzählte, desto mehr konnte ich hinter den Geschehnissen und der Zeit damals stehen. Denn mit jeder Erinnerung und jeder Erzählung von ebenjener fühlte sich die Message von »Von Mutter zu Mutter« richtiger an – es wird gut! Sogar auf ganz anderen Ebenen.

Wir alle haben unsere eigene Geschichte und doch gleichen sie sich. So wie es eben auch viele Gemeinsamkeiten unserer Kinder gibt, auch wenn jedes von ihnen ein absolutes Individuum ist. Ich glaube, Ärzte und Ärztinnen und anderes Fachpersonal konzentrieren sich zu oft auf die medizinischen Aspekte, auf die Gemeinsamkeiten, die Wenns und Abers, all die Eventualitäten. Es ist wichtig, dass sie das Große und Ganze im Blick haben, es ist wichtig, faktisch richtig aufzuklären, es ist wichtig, Antworten auf problematische Fragen zu haben und zu geben. Das alles gehört zu ihren Aufgaben. Doch die emotionale Komponenten bekommen sie in ihrem Alltag meist nur in den Tagen der Diagnosen-Übermittlung mit. Und wenn sie die Kinder wiedersehen, dann eben meist, weil das Kind krank ist oder die Familie sogar eine weitere Diagnostik für was auch immer durchführen lassen muss. Wie also sollen sie von den wundervollen Stunden der Liebe und des Ankommens erfahren? Wie sollen sie erfühlen, welch große Bereicherung die Kinder für ihre Familien sind, wenn sie immer nur im »Problemfall« einen Einblick erhalten? Sie sehen Schock, Trauer, Verzweiflung. Nicht das ausgelassene Spielen, bekommen nicht mit, wie das Kind die ersten Schritte läuft oder das erste Mal »Papa« sagt. Und wenn ich mich in diese Situation des Personals hineinversetze, dann wird klar, warum so vielen von ihnen ein »Es tut mir leid …« über die Lippen rutscht. Sie meinen es ehrlich. Es tut ihnen leid, was die Eltern durchmachen müssen. Und das zeugt doch auch von Empathie.

Das Heft hat dies aber bei einigen geändert und das macht mich zutiefst dankbar. Menschen einen emotionalen Zugang zu einer lebenslangen Aufgabe zu geben, die ihn sonst vielleicht nie gefunden hätten – das ist einfach nur großartig. All unser Wissen, all unsere Aufklärungsarbeit um die Fakten ist so wichtig, aber für mich wird die emotionale Aufklärung immer an allererster Stelle stehen. Weil ich mittlerweile weiß, wie viel sie verändern kann.

Auszüge aus Dankschreiben

(…) heute sind ihre liebevoll gestalteten Hefte bei mir angekommen. Ich habe mich soooooo gefreut. Ich bin glücklich, dass ich schon am Montag ein Heft an eine frisch gebackene Mama in unserer Klinik überreichen kann. (…)

(Pflegerin in einer Geburtsklinik)

Ganz herzlichen Dank für Ihre Hefte, die ich als sehr persönlich, anrührend, aber vor allem auch als sehr konstruktiv empfunden habe. Ich werde sie sehr gerne einsetzen bei »meinen« Familien, wenn sie betroffen sind. Ich finde den rundherum positiven, die Geschwister einbeziehenden, Hoffnung machenden und trotzdem realistischen Ansatz einfach super.

(Hebamme)

(…) Die Idee und deren Umsetzung ist beeindruckend, und ich bin sicher, Mütter und Familien mit Neugeborenen und Kindern mit Down-Syndrom werden von Ihrer Initiative profitieren. (…)

(Oberarzt einer Kinderklinik)

(…) Es ist so positiv und bejahend formuliert und gestaltet, dass es daher sicher vielen Betroffenen – werdenden Müttern und Familien – Mut macht, die Herausforderung eines Kindes mit Down-Syndrom anzunehmen. In unseren Beratungen stellen wir immer häufiger fest, dass die Entscheidungen für oder gegen ein Kind mit Behinderung den Familien nicht immer leicht gemacht werden. (…)

(Mitarbeiterin der Lebenshilfe)

Wie sich das Heft auf den Arbeitsalltag einiger Menschen auswirkt, fing ich an zu verstehen, als ich einen etwas intensiveren Austausch mit der Kinderkrankenschwester Vanessa hatte. Ohne dabei genaue Situationen zu beschreiben oder Patientendaten zu verletzen, beschrieb sie mir, was das Heft in ihr verändert hatte und wie sich dies auf ihre Arbeit auswirkte. Vor nicht allzu langer Zeit schrieb mir sogar eine Mutter, die von Vanessa betreut wurde, mehr als ein Jahr nach der Geburt ihres Kindes, um mir zu danken. Als wir ins Gespräch kamen, wurde klar, wer ihr das Heft gegeben hatte. So schloss sich der Kreis für mich, für sie und auch für Vanessa und erfüllte uns alle mit tiefer Dankbarkeit.

ZU GAST

Vanessa war viele Jahre Kinderkrankenschwester auf einer Neo-Intensivstation. Sie erfuhr über Instagram von dem Heft und bestellte es, um es auf ihrer Station vorzustellen. Es kam dann auch bald zum Einsatz und veränderte Vanessas Denken erheblich.

Ich arbeitete seit meinem Examen auf einer neonatologischen und pädiatrischen Intensivstation. Unsere hauptsächliche Patientenklientel macht vor allem Frühgeborene ab der 23. Schwangerschaftswoche und kranke Neugeborene aus.

Ich habe in meiner Ausbildung und auch in meiner folgenden Intensiveinarbeitung wahnsinnig viel gelernt. Doch wie ich Eltern begegne, bei deren Neugeborenen Trisomie 21 diagnostiziert wurde, gehörte leider weder bei dem einen noch bei dem anderen dazu.

Ich kann mich noch ziemlich genau daran erinnern, wie es für mich war, als frisch examinierte Kinderkrankenschwester das erste Mal ein Baby mit Trisomie 21 zu betreuen. Insbesondere an die Gedanken, die ich mir noch während der Übergabe machte. »Wie um Himmels willen begegne ich nur den Eltern? Darf ich sie beglückwünschen? Ist das angebracht? Werden sie sich darüber vielleicht sogar ärgern?« Ich fühlte mich unsicher und klein. Ahnungslos, wie ich mich hätte diesen Eltern gegenüber »richtig« verhalten sollen. Weder in meiner Ausbildung noch in meinem privaten Umfeld hatte ich jemals großartige Berührungspunkte mit dieser Diagnose. Mein Wissen beschränkte sich ausschließlich auf die vermittelten Inhalte der Ausbildung und das Allgemeinwissen einer 20-Jährigen. Zusätzlich muss man erwähnen, dass wir auf der Intensivstation in einer Welt der Diagnosen, Risiken und Therapien leben. Denn so funktioniert Akutmedizin. Für ein Problem gibt es im Idealfall eine Lösung, und wenn diese nicht greift, wird ein anderer Therapieansatz gewählt. Wir denken in Problemen und passenden Maßnahmen. Das ist in Akutsituationen natürlich wichtig, absolut richtig und unerlässlich. Es vernebelt allerdings manchmal den Blick auf das große Ganze, gerade in Situationen wie diesen.

So sah ich als Pflegekraft also ein Neugeborenes mit einer Diagnose, die medizinisch betrachtet oftmals mit Herzfehlern, Trinkschwäche, Retardierung und einem erhöhten Risiko für bestimmte Krankheiten einhergeht. Ich sah die Probleme, die Risiken, denn so wurde ich ausgebildet und so wurde ich geschult. Vielleicht ist es deshalb nur verständlich, dass ich mir überhaupt nicht im Klaren darüber war, ob hier eine Beglückwünschung wirklich angebracht war. Ich war jung, unerfahren und maximal verunsichert, denn für dieses »Problem« gab es schlichtweg keine vorgefertigte »Lösung«.

Mir ging es während meiner Berufslaufbahn noch lange so, dass ich mich, vor allem bei der ersten Begegnung mit betroffenen Eltern, unbeholfen und unsicher fühlte. Nie wusste ich, ob sich die Eltern »trotzdem« über die Geburt ihres Babys freuten oder ob sie nur die »Probleme« sehen konnten. Sollte ich ihnen Mut zusprechen? War das unter den gegebenen Umständen überhaupt richtig oder wäre das eigentlich nur Heuchelei? Eine innere Zerrissenheit, die nur schwer zu greifen war und mir manchmal ganz schön zusetzte.

Eines Tages erfuhr ich über die sozialen Medien von Laras Projekt »Von Mutter zu Mutter«. Ein Heft, geschrieben von Müttern für Mütter, die sich mit der Diagnose Down-Syndrom konfrontiert sehen. Ich war sofort begeistert von dieser Idee und dachte, dass es sicher auch unseren betroffenen Eltern helfen könnte, mit dieser Diagnose umzugehen.

Also fragte ich bei Lara an, ob ich probeweise eines der Exemplare zugeschickt bekommen könnte. Als ich es in der Hand hielt, wollte ich es natürlich erst einmal selbst lesen, bevor ich es bei uns auf Station vorschlagen würde.

Und ich las. Ich verschlang es förmlich. Ich weinte und lachte und ich spürte, wie sich etwas in mir änderte. Ich merkte, wie mit jedem gelesenen Wort eine Last von mir fiel, die mich bislang daran gehindert hatte, betroffene Eltern mit ganz reinem Gewissen zu beglückwünschen. Ihnen voller Ehrlichkeit Mut zuzusprechen und mich mit ihnen und für sie zu freuen. Mit dem Lesen der Briefe erlebte ich selbst eine Art innere Befreiung. Die Erkenntnis darüber, aus der diagnosebezogenen medizinischen Perspektive ausbrechen zu dürfen, Mensch sein zu dürfen, auch als Pflegekraft und gerade als solche. Ein bewusstes Abwenden von Eventualitäten. Ein bewusstes Sehen der vielfältigen Möglichkeiten.

Ungefähr zwei Monate nachdem ich Laras Heft gelesen und bei uns auf Station etabliert hatte, betreute ich im Nachtdienst ein Kind mit leichtem Sauerstoffbedarf. Aufgrund unterschiedlicher Faktoren stand die Diagnose Down-Syndrom im Raum. Optisch war auch trotz noch ausstehender Chromosomenanalyse relativ wahrscheinlich, dass sich der Verdacht bestätigen würde. Die Mutter des kleinen Patienten kam nachts regelmäßig zu ihm, um anzulegen. Es war glücklicherweise wenig los und ich konnte mir viel Zeit für Gespräche nehmen. Durch das »Von Mutter zu Mutter«-Heft gestärkt und absolut nicht mehr unsicher in dem, was ich sagen könnte oder sollte, schaffte ich es im Laufe der Nächte, dieser Mutter die Hoffnung und den Mut zu geben, den sie in dieser Situation brauchte. Die Meinung einiger Ärzte, dass es mit dem Stillen wahrscheinlich eh nicht klappen würde, relativierte ich selbstbewusst, weil ich sah, wie gut er an die Brust ging. Ich hatte Vertrauen in Kind und Mutter, sah den unbändigen Willen auf beiden Seiten und ließ mich nicht davon beirren, dass eine Trinkschwäche im Säuglingsalter oftmals eine Begleiterscheinung dieser Diagnose ist.

So gestanden und selbstbewusst war ich nicht zuletzt deshalb, weil ich durch Laras Heft selbst so unfassbar viel Mut und Hoffnung geschöpft hatte. Diese konnte ich nun dort weitergeben, wo beide dringend nötig waren. Ich versuchte, die Frau zu bestärken, ihr die Angst zu nehmen vor dem, was kommt. Ihr aufzuzeigen, wie wunderbar es werden kann und welch ein tolles Team sie jetzt schon abgaben. Mit jeder Nacht mehr konnte ich spüren, wie sie Mut fasste und daran glaubte, dass es gut wird. Ich konnte spüren, wie sie es schaffte, sich auf ihr Baby und die Diagnose Trisomie 21 einzulassen, auch wenn nun vielleicht alles anders sein würde, als sie es sich ausgemalt hatte. Diese Entwicklung zu sehen, war unbeschreiblich schön und unfassbar wertvoll für mich! Einige Zeit später bekam ich einen Brief zugeschickt. Einen Brief von dieser Mutter. Einen Brief mit Worten, die tiefe Dankbarkeit für diese ersten Nächte ausdrückten. Ich musste weinen, als ich ihn las.

Mit Laras Hilfe hatte ich den Samen der Hoffnung säen können. Und nun sah ich, wie er gekeimt hatte und aufgeblüht war. Ich hätte dieser Mutter nicht im Ansatz eine solche Stütze sein können, wenn vorher nicht das »Von Mutter zu Mutter«-Heft in meinen Händen gelandet wäre. Laras Projekt war primär als Hilfe gedacht für Mütter, für Eltern, die ein Kind mit Trisomie 21 bekommen oder bekommen haben. Für diese Eltern ist es ein Geschenk.

Aber meiner Meinung nach sollte es auch unbedingt Pflichtlektüre für diejenigen sein, die in irgendeiner Art und Weise mit diesen Eltern Berührungspunkte haben. Seien es die Ärzte und Pflegepersonen auf einer Neonatologie, Pränataldiagnostiker, Frauenärzte oder Kinderärzte. Uns muss klar sein, was unsere Worte bewegen können. Wir sollten die sein, die neben der Diagnose all die Möglichkeiten sehen und diese kommunizieren. Wir können Halt und Stütze sein, Hoffnung und

Mut schenken in einer Situation, auf die sie nicht vorbereitet waren. Wir dürfen diese Eltern nicht allein lassen.

Vanessa und ich stehen schon länger in Kontakt, und ich freute mich sehr, als sie zusagte, bei diesem Buchprojekt mitzuwirken. Als ich ihren Text das erste Mal las, rollten mir Tränen über die Wangen, weil mir so vieles bewusst wurde. Weil ich endlich auch die andere Seite richtig verstand. Weil ich begriff, wie viel dieses Heft bewirkt.

Und mit dem Krankenhauspersonal hörte es nicht auf. Wöchentlich bekomme ich Anfragen von Studierenden, die das Heft in ihren Masterarbeiten erwähnen möchten, von Dozentinnen und Dozenten, die es in Vorlesungen einsetzen wollen, um zukünftigem Personal einen neuen Zugang zur Thematik zu ermöglichen. Von Lehrerinnen und Lehrern, die es im Unterricht besprechen wollen. Kürzlich schrieb mir eine Frau einer evangelischen Kirchengemeinde, dass die Konfirmandinnen entschieden hatten, dass die Kollekte ihres Gottesdienstes zugunsten des Hefts gespendet werden sollte. Es sind Großeltern, die schreiben. Eltern, die eigentlich gar nichts mit dem Thema zu tun haben. Es sind Therapeuten und Therapeutinnen, Babylotsinnen, städtische Beamte, die Kinder in der Stadt willkommen heißen, und unzählige mehr, die ich niemals auf meinem Zettel hatte, als ich das alles gestartet hatte.

Wie gut erinnere ich mich auch an den Moment, als ich abends beim Zähneputzen noch schnell meine Mails auf dem Handy checkte und plötzlich eine Mail von der Klinik sah, in der wir selbst die Diagnose erhielten. Eine Mail, in der sie fragten, ob sie weitere 50 Exemplare des Hefts haben könnten. Die Zahnbürste sank, ich setze mich auf die geschlossene Toilette und begann zu weinen. Die Tränen flossen und flossen und ich schluchzte vor mich hin, bis mich eine tiefe Ruhe überkam, weil ich verstand, dass ich wirklich etwas verändert habe. Vielleicht nicht für alle, vielleicht erreiche ich nicht jede Familie. Aber viele. Und jede einzelne ist all die Mühe wert gewesen.

»I will change the world« stand auf dem zu großen T-Shirt von Tilda. Die Karte mit diesem Bild steht eingerahmt in unserem Wohnzimmer. Immer und immer wieder schaue ich sie an und nicke ihr zu.

KAPITEL 12

Es ist nicht mein Kind, das sie nicht will

»Manchmal macht es mich traurig, wenn ich meine Tochter anschaue und weiß, dass andere Kinder, die genauso wundervoll sein könnten wie sie, nicht leben dürfen.« So zitierte mich die Westdeutsche Allgemeine Zeitung (WAZ) in einem Auszug aus einem Interview im Dezember 2020 in einem Instagram-Post. Darunter gab es einige Kommentare, die aussagten, ich würde andere verurteilen. Das machte mich sehr nachdenklich.

Das Interview lag einige Wochen zurück. Ich saß mit der sympathischen Journalistin bei uns im Garten auf der Veranda des Gartenhauses und wir redeten lange. Ich war an jenem Tag innerlich immer noch tief bestürzt. Wenige Tage zuvor hatte ich erfahren, dass eine Frau, die ich kannte, ihre Schwangerschaft nach der 20. Woche abgebrochen hatte, weil das Kind das Down-Syndrom hatte. Wir waren nicht befreundet, aber ihr Erstgeborener ist so alt wie Tilda, und so traf man sich eben in unterschiedlichen Runden, und die Kinder spielten zusammen.

Die Nachricht vom Schwangerschaftsabbruch traf mich eiskalt und unvorbereitet, hatte ich doch noch die Bilder im Kopf, wie meine eigene Tochter lächelnd auf ihrem Küchenboden saß.

Ich war traurig. Ich war wütend. Ich war verzweifelt. Ich fühlte mich machtlos. Und all diese Gefühle wirkten noch in mir nach, als mir die Journalistin gegenübersaß. Deshalb sagte ich Sätze wie den oben zitierten. Als ich schließlich den Post der WAZ zum Artikel sah und die Kommentare dazu las, fing ich an, intensiv über meine Worte und Gefühle nachzudenken.

Der anfängliche Schock der Diagnose hatte sich mit dem Annehmen meiner neuen Lebensaufgabe allmählich in einen Kampfgeist für mein Kind verwandelt. Für Kinder mit Down-Syndrom im Allgemeinen. Diesen Kampfgeist habe ich übrigens auch bei vielen anderen Frauen beobachtet, gerade in den ersten zwei Lebensjahren ihrer Kinder. Leider führt das oft dazu, dass es nach außen hin wirkt, als wolle man jemand anderem die eigene Meinung aufdrängen. Und das hat ja bekanntlich oft genau die entgegengesetzte Wirkung.

Ich dachte in jenen Wochen sehr viel über diese Fragen nach. Über meine eigenen Gefühle. Ich bin nämlich durchaus eine Verfechterin des Rechts auf Selbstbestimmung und habe Schwangerschaftsabbrüche noch nie verurteilt. Doch Tilda hatte meine Überzeugungen irgendwie ins Wanken gebracht. Weil ich immer sie sah, wenn ich über einen Abbruch aufgrund einer Diagnose nachdachte. Weil ich die Liebe fühlte, die ich meiner Tochter gegenüber empfinde. Weil all mein Denken von meinen eigenen Emotionen geprägt ist. Auch wenn ich immer wieder betonte, dass ich keine Frau für ihre Entscheidung verurteile, so war das trotzdem nicht ganz ehrlich. Verurteilen ist vielleicht zu hart, aber in gewisser Weise fühlte ich mich doch persönlich angegriffen. Ich bezog diese Geschichten anfangs auf mich, auf mein Kind, und wurde sauer, weil ich nicht verstand, wie jemand das Glück, das ich selber empfinde, nicht haben will. Wie jemand ein Kind »wie meine Tochter« nicht haben will. Es brauchte viele Stunden des Nachdenkens und den Kontakt zu einer Frau, die diesen für mich damals so unverständlichen Weg gegangen war, um zu begreifen: Es ist nicht meine Tochter, die sie nicht bekommen will.

ZU GAST

Im Januar 2021 wurde ein Artikel in der Frankfurter Allgemeinen Sonntagszeitung (FAS) veröffentlicht, in dem sowohl ein Mediziner als auch ich zu Wort kamen. Julia las diesen Artikel und meldete sich danach bei mir, weil sie das Bedürfnis hatte, ihre Geschichte zu erzählen und sie auch anderen öffentlich zugänglich zu machen. Sie brach ihre Schwangerschaft in der 15. Woche ab. Der folgende Text wurde im März 2021 auf meinem Instagram-Kanal veröffentlicht.

Mein Sohn war zwei, als ich wieder schwanger wurde. Ein absolutes Wunschkind. Die ersten zwölf Wochen waren schlimm, mir ging es richtig schlecht und ich erzählte nur den engsten Freunden von der Schwangerschaft. Da ich schon 41 war, riet man mir zur Pränataldiagnostik. Damals bei meinem Sohn habe ich das auch schon gemacht, und es hieß: »Alles in Ordnung, wie bei einer Zwanzigjährigen.« Da lag ich also wieder bei demselben Arzt, gleiche Praxis, so steril und unpersönlich wie damals auch. Ein Diagnostiker, der wie ein Mathematiker mein Kind berechnete, doch diesmal sagte er nicht: »Es ist alles gut.« Stattdessen: »Wasser im Kopf, Nackenfalte zu dick, Deformation im Gesicht. Verdacht. Chorionzottenbiopsie zur Abklärung.« Körperlich sowieso schon am Ende, verfiel ich in einen regelrechten Schockzustand. Wahrscheinlichkeit 1:3 für eine Chromosomenstörung.

Zwei Tage später die Biopsie und ein großer Ultraschall, bei dem ein schwerer Herzfehler festgestellt wurde. 24 Stunden nach der Biopsie rief mich der Genetiker an und sagte emotionslos, dass wir eine

Tochter erwarten und sie Trisomie 21 hat. Ich brach heulend zusammen. Er sagte auch, dass er am nächsten Tag, einem Samstag, nach München käme, um mit uns zu reden. Es ging mir alles zu schnell, ich wollte nicht. Doch er drängte, und so saßen wir am nächsten Tag in seiner Praxis und er sagte uns, was unsere Optionen waren. Kalt. Es war brutal für mich. Es wäre nicht sicher, ob unsere Tochter nach der Geburt überleben würde, auch nicht mit Operation. Wir könnten warten, bis ich vielleicht doch noch eine Fehlgeburt hätte, oder die Schwangerschaft abbrechen. Dann erklärte er mir völlig ungeschönt, wie man die Schwangerschaft in diesem Stadium abbricht. Ich müsste das Kind auf die Welt bringen. Ich brach erneut zusammen und hatte das Gefühl, im freien Fall in einen Abgrund zu stürzen. Meine Optionen waren also, in meinem sehr, sehr schlechten körperlichen Zustand zu warten, bis ich doch noch eine Fehlgeburt hätte, das Kind auszutragen, um es dann wahrscheinlich nach der Geburt extrem leiden zu sehen mit einem ungewissen Ausgang, oder es jetzt auf die Welt zu bringen? Ich kann nicht in Worte fassen, in welch einen Schockzustand ich fiel. Das Schlimmste war, dass mir das alles von einem Genetiker überbracht wurde, der natürlich kein Psychologe war. Da war sonst niemand. Wie kann es sein, dass Millionen in die Pränataldiagnostik und die Ausbildung von Fachpersonal gesteckt werden, aber niemand für die Frauen da ist, wenn es eben nicht heißt »Es ist alles in Ordnung«?

Ich lief völlig geschockt zu meinem Pränatalarzt, der mich noch einmal untersuchte und die Diagnose und Schwere erneut bestätigte. Ich fragte ihn, was ich tun solle; er wusste es nicht. Ich lief zu meiner Frauenärztin, die mich tröstete und in den Arm nahm, aber auch nicht wusste, was zu tun war. Der Genetiker rief wieder an und wollte wissen, ob er einen Termin im Krankenhaus machen solle. Ich war komplett überfordert und in einem absoluten Ausnahmezustand, in dem ich nicht fähig war, eine Entscheidung zu treffen. Das Schlimmste war, dass da niemand war, den ich ansprechen konnte. Mein Mann stand zwar zu 100 Prozent hinter mir, aber wirklich helfen konnte er mir auch nicht. Ich igelte mich ein.

Dann kam der Tag, an dem ich im Schnee einen sehr langen Spaziergang machte und versuchte, mich mit meiner Tochter zu verbinden. Ich fragte sie, was ich tun sollte. Ich flehte sie an, mir ein Zeichen zu geben. Wie entscheidet man als Mutter? Was ist das Richtige? Für meine Tochter, für meinen Sohn? Ich gab ihr einen Namen und sprach mit ihr. Dann fiel die Entscheidung, sie zu erlösen. Ich hatte keine Angst vor der Behinderung, aber ich hatte Angst, sie leiden zu sehen. Ich ging ins Krankenhaus und brachte sie in der 15. Schwangerschaftswoche zur Welt. Ich konnte sehen, dass sie krank war, das war wichtig für mich, auch das Abschiednehmen. Es war unfassbar schlimm, und ich kann kaum beschreiben, wie man sich als Mutter fühlt. Einfach nur schrecklich. Gott sei Dank waren alle sehr nett und umsichtig zu mir in dem Krankenhaus. Wir begruben sie in einem Schmetterlingsgrab. Was danach kam, hatte ich komplett unterschätzt; ich konnte nicht im Ansatz ahnen, in was für ein Loch ich fallen würde. Die Schuldgefühle waren so heftig, dass ich alleine nicht mehr klarkam und eine Therapie begann. Diese half mir sehr. Plus mein Sohn, mein Mann und meine engen Freunde.

Das Ganze ist zwei Jahre her und tief in mir verankert und kommt auch immer wieder hoch. Ich gehe regelmäßig zum Grab und werde sie für immer in meinem Herzen tragen. Damals hätte mir sehr geholfen, wenn ich Kontakt zu Frauen bekommen hätte, die in der gleichen Situation gewesen sind. Wie geht es Frauen, die ihr Kind bekommen haben, wie geht es Frauen, die es nicht bekommen haben? Ich habe mich die ganze Zeit gefragt, was der Sinn von all dem war. Warum habe ich in die Natur eingegriffen? Deswegen möchte ich darüber sprechen, mich vernetzen, damit wir Frauen nicht alleine sind, wenn es heißt: »Es ist etwas nicht in Ordnung mit ihrem Kind.«

Was ich auf der einen Seite so sehr vertrete, seitdem ich öffentlich versuche, über das Leben mit dem Down-Syndrom aufzuklären, nämlich, dass es nicht *das* Kind mit Down-Syndrom gibt, war mir auf der anderen Seite in Bezug auf Abtreibungen selber nicht ganz klar. Aber was ist schon rational, wenn Emotionen und dann sogar noch die Frage nach Leben oder Tod im Spiel sind?

Und natürlich liegen auch nicht alle Beweggründe für einen Abbruch allein in medizinischen Zusatz-Diagnosen begründet wie bei Julia.

FAKT

Zahlen auf dem Prüfstand

In der Presse liest man immer wieder, dass sich neun von zehn Frauen gegen ihr Kind entscheiden. Da es aber weder offizielle Statistiken darüber gibt, wie viele Menschen mit Down-Syndrom in Deutschland leben, noch darüber, wie viele Abbrüche aufgrund der Diagnose durchgeführt werden, sind das nur Schätzwerte, die sich auf Expertenmeinungen stützen. Definitiv ist aber nachgewiesen, dass in einigen europäischen Ländern die Anzahl an Geburten von Kindern mit Trisomie 21 nach Einführung der Kostenübernahme des Bluttests zurückgegangen ist. In Deutschland ist der Test seit dem 1. Juli 2022 ebenfalls eine Kassenleistung. Da es hier keine Statistiken gibt, werden wir wohl auch niemals gesichert erfahren, welche Auswirkungen dieser Schritt hat.

Das Interview für die WAZ war eines der ersten ausführlichen, die ich gab. Seitdem folgten einige weitere, und ich merkte, wie ich mit jedem Mal, dass ich unsere Geschichte erzählte, auf die sich ähnelnden Fragen zu pränatalen Tests reflektierter antworten konnte. Ich verstehe es, wenn Menschen ihre Geschichten lieber für sich selber oder in einem geschützten Rahmen verarbeiten. Doch für mich war und ist diese Öffentlichkeitsarbeit unendlich heilsam und sie hat mich schon so viel gelehrt und erkennen lassen. Ich bin auch wirklich froh, dass ich bis heute von Hasskommentaren und Ähnlichem verschont geblieben bin. Diese Angst war natürlich vom ersten Post an allgegenwärtig und ist es bis heute. Sie spielte auch eine Rolle bei der Entscheidung, als ich gefragt wurde, dieses Buch zu schreiben. Meine Erfahrungen sind eben nur meine, weshalb es mir so wichtig ist, hier auch andere Menschen zu Wort kommen zu lassen, um ein umfassenderes Bild zeichnen zu können, als ich alleine jemals dazu in der Lage gewesen wäre.

Ich lerne an jedem einzelnen Tag dazu. Vor allem durch das Projekt »Von Mutter zu Mutter«. Ich gebe wahrlich nicht bei jeder Anfrage meine Telefonnummer raus, aber manchmal, wenn ich das Gefühl habe, dass ich helfen kann, dann schon. So habe ich mittlerweile schon einige Mütter ein Stück weit durch ihre Entscheidungsphase begleiten dürfen. Auch das war für mich ein Lehrpfad, denn ich selber hatte ja keine pränatale Diagnose. Ich musste meinen Mann nicht überzeugen, dass er unser Kind wird lieben können. Ich musste keine zweifelnden Blicke von Ärzten und Ärztinnen ertragen. Keine »Warum brecht ihr nicht ab?«-Fragen von Bekannten beantworten. Was manche, natürlich nicht alle, Eltern da durchmachen müssen, ist teilweise nur schwer begreiflich.

OPEN MIND
»Das muss doch heutzutage nicht mehr sein.«

Ich weiß nicht, was Menschen dazu veranlasst, so etwas zu sagen, aber leider habe ich schon viele Geschichten davon gehört. Ich bin mir sicher, dass genau solche Sätze und Einstellungen mit dazu führen, dass Eltern nach pränatalen Diagnosen sich oft in die Ecke gedrängt fühlen und ihre Entscheidung vielleicht auch schneller fällen, als es gut ist.

Ich bin froh, dass ich selbst diesen Satz noch nie zu hören bekommen habe, zumal ich auch nicht wüsste, wie ich in dem Moment reagieren würde. Wahrscheinlich würde mir die Antwort im Hals stecken bleiben.

Ich weiß noch, wie sich eine Frau bei mir meldete, die sich eigentlich schon entschieden hatte, das Kind nicht zu bekommen. Sie wollte dem Austausch eine letzte Chance geben. Kurz vorher hatte sie eine Mutter mit einer Tochter mit Down-Syndrom besucht, die sie im wahrsten Sinne des Wortes »bekehren« wollte. Ich bin sehr froh, dass sie einen zweiten Anlauf gewagt hat. In der ersten Sprachnachricht, die ich ihr schickte, versprach ich ihr, auf jede ihrer Fragen absolut wahr und realistisch zu antworten. Ich erklärte ihr, dass Tilda selbst ja auch noch keine drei Jahre alt sei und ich eben nur von dieser Zeit berichten könne. Sagte ihr, dass sie auch ehrlich zu mir sein dürfe und ich keinen ihrer Gedanken und keine ihrer Entscheidungen verurteilen würde. Und das schaffte ich auch, weil wir ab diesem Moment völlig frei miteinander sprachen. Da wurde mir zum ersten Mal bewusst, was so eine vorgeburtliche Diagnose für eine Familie eigentlich bedeutet. Wie der Weg zur Entscheidung und die Entscheidung selber eine Beziehung auf die Probe stellen. Ich stellte auch für ihren Mann einen Kontakt zu einem anderen Vater her, von dem ich wusste, dass er ebenfalls offen und ehrlich alle Fragen beantworten würde und reflektiert mit der Ablehnung des Mannes umgehen konnte.

Als mich die Nachricht erreichte, dass sie gemeinsam entschieden hatten, keine Fruchtwasseruntersuchung machen zu lassen und ihr Kind in der Familie willkommen zu heißen, war das ein sehr besonderer Moment für mich, den ich nie vergessen werde. Wir trafen uns sogar noch einmal persönlich während der Schwangerschaft. Mittlerweile hält der kleine Junge, der wie erwartet mit Extrachromosom zur Welt kam, seine Eltern und seinen großen Bruder ganz schön auf Trab, und ich freue mich jedes Mal sehr, wenn ich alle paar Monate ein Bild geschickt bekomme.

Manchmal, wenn ich mit Tilda in der Stadt unterwegs bin und andere Frauen beobachte, die mit den unterschiedlichsten Reaktionen im Gesicht auf mein Kind blicken, frage ich mich, ob eine davon sich einst für eine Abtreibung entschieden hat und es heute bereut. Ich werde es nicht erfahren. Aber ich werde weiter dafür kämpfen, Menschen Zugang zu einem für sie vielleicht unvorstellbaren Leben zu ermöglichen, um vielleicht einigen wenigen etwas Angst zu nehmen und damit die Chance zu geben, ihre Entscheidung, wie auch immer sie ausfällt, nicht aus einer Angst heraus zu fällen, die auf Unwissen oder Desinformation beruht.

Als ich die Anfrage bekam, mich öffentlich in der Bewegung »NoNIPT« gegen die Bezahlung des NIPT-Test durch die Krankenkassen zu positionieren, lehnte ich ab. Nicht weil ich deren Arbeit nicht wichtig finde. Ganz im Gegenteil. Auch das gehört zur Aufklärung dazu, dass sich Menschen zusammenfinden und lautstark auf die Unzulänglichkeiten dieses Tests hinweisen. Da er vor der 12. Schwangerschaftswoche (SSW) gemacht werden kann und bis zu ebendieser jeder Frau das Recht zusteht, eine Schwangerschaft abzubrechen, ist davon auszugehen, dass es auch viele Abbrüche ohne endgültige Bestätigung durch eine Fruchtwasseruntersuchung gibt. Immer wieder hört man auch davon, dass Frauen die ganze Schwangerschaft über dachten, dass sie ein Kind mit Trisomie 21 bekommen, und sich nach der Geburt herausstellte, dass es doch nicht so war. Vor allem bei jüngeren Frauen ist der Bluttest nicht zuverlässig, was in den Beratungen oft nicht ausreichend kommuniziert wird. Nach der 12. SSW darf ein Abbruch nur noch vorgenommen werden, wenn andernfalls »eine körperliche oder seelische Gesundheitsgefährdung für die Mutter gegenwärtig oder zukünftig besteht«, so ist es rechtlich geregelt. Eine diagnostizierte Behinderung des Kindes ist hierfür ein ausreichender Grund. Ein Abbruch ist theoretisch bis zum Einsetzen der Wehen möglich, wobei es meines Wissens nach nicht viele Kliniken gibt, die einen Abbruch bei einem schon lebensfähigen Kind durchführen.

Ich lehnte es ab, mich bei »NoNIPT« zu engagieren, weil ich Sorge hatte, dass die nächste Mutter, der es geht wie jener, von der ich oben erzählt habe, sich dann vielleicht nicht bei mir meldet. Ich habe es schon mal geschrieben, dass mein persönlicher Grundsatz der ist, dass ich niemand anderem sagen will, was er oder sie zu tun oder zu denken hat. Ich teile meine Erfahrungen, gebe gerne das Wissen weiter, das ich durch die unzähligen Kontakte der letzten Jahre gesammelt habe. Aber ich versuche sehr bewusst, mich nicht zu positionieren. Meist gelingt es mir. Nicht immer, aber ich kann zum Glück auch eingestehen, wenn es nicht so ist. So wie damals, als ich weinend in den Armen meines Mannes lag und immer wieder wiederholte: »Sie hat das Kind abgetrieben. Warum nur?« Auf diese Frage werde ich vielleicht niemals eine zufriedenstellende Antwort erhalten. Doch ich habe meinen Frieden damit geschlossen, als ich begriff, dass all die Kinder, die das Licht der Welt nicht erblicken, eben nicht meine Kinder sind.

KAPITEL 13

Entscheidungen trifft kein anderer für uns

Ich sitze hier in einem improvisierten Impfzentrum, wo eigentlich eine Möbel-Abholhalle war. Eine Stunde lang bin ich durch strömenden Regen gefahren und Tildas Gereiztheit hat meine Anspannung deutlich sichtbar gemacht. Nun sitzen wir hier auf Kunstlederstühlen und Tilda darf YouTube Kids auf meinem Handy schauen. Noch ganze 25 Minuten.

Und ich? Ich beobachte Dr. T., der die Entscheidung getroffen hat, Kinder unter fünf Jahren gegen Covid zu impfen. Er hat es mir ermöglicht, die Entscheidung für die Impfung für meine Tochter zu treffen.

Während ich seinem schwungvollen Schritt von Kabine zu Kabine mit meinem Blick folge, höre ich um mich herum das Plappern und Lachen von vielen Kindern. Da steht der Arzt plötzlich vor mir und fragt, ob es Tilda gut geht. Ja, das tut es. Er drückt mir eine Karte in die Hand. So wie allen anderen Eltern im Wartebereich auch. Eine Visitenkarte seines gemeinnützigen Palliativnetzes. Und schon schwingt sein Schritt in die nächste Kabine, wo er einem Kind die Impfung gibt und anschließend die leere Spritze, natürlich ohne Nadel, und ein Tütchen Gummibärchen überreicht. Und mir steigen die Tränen in die Augen, während ich dort sitze und spüre, wie meine Anspannung ganz langsam entweicht und meine Atmung wieder tiefer wird.

Ich weiß, dass es viele Menschen gibt, die meine Entscheidung nicht verstehen werden. Aber ich – ich verstehe sie. Ich habe viel Zeit darauf verwendet. Habe Menschen mit und ohne Fachwissen befragt, deren Meinung mir wichtig ist und denen ich vertraue. Ich habe die Entscheidung zusammen mit dem einzigen Menschen gefällt, der mitentscheiden darf, wenn es um Tilda geht. Erst als auch Pio davon überzeugt war, den Schritt zu gehen, habe ich nach einer Impfmöglichkeit gesucht.

Ich bin eine Macherin. Abwarten ist nicht mein Ding.

Ich bin unendlich dankbar, dass es Ärzte wie Dr. T. gibt, die nicht auf offizielle Empfehlungen warten und Eltern wie uns es ermöglichen, im Sinne ihrer Kinder zu entscheiden. Eltern, die wissen, dass ihr Kind zu einer Risikogruppe gehört, die nirgends mitgedacht wird.

Doch oft bin ich auch einfach müde. Müde davon, Entscheidungen treffen zu müssen. Müde davon, dass Ärzte und Ärztinnen Verantwortung an uns Eltern abgeben. Aber auch müde davon, dass ich als Laie Fachpersonal davon überzeugen muss, dass ich die Zusammenhänge manchmal besser sehe als Profis, weil ich meine Tochter, ihre Entwicklung und ihre körperlichen Besonderheiten immer in ihrer Gesamtheit sehe und nicht nur in Ausschnitten, so wie die meisten Fachleute.

Dabei dürfen wir uns wirklich glücklich schätzen, dass wir bisher noch nie eine überlebenswichtige Entscheidung treffen mussten. In medizinischer Hinsicht haben wir – verglichen mit manch anderer Familie – bislang wirklich nicht viel erlebt. Aber ich habe so einiges aus der zweiten Reihe mitbekommen. Wenn ich an die unzähligen Gespräche mit meiner Freundin Sarah denke, an die vielen Kerzen, die ich in der Kirche für Mia angezündet habe, ist es nicht verwunderlich, dass mir gestern Abend hemmungslos die Tränen über die Wangen flossen, als Sarah mir ein Bild schickte, auf dem Mia stolz ihr Pflaster am Bauch präsentierte, dort, wo über zwei Jahre der Zugang für ihre künstliche Nahrung war.

Wann genau dieser Zugang entfernt werden sollte – auch diese Entscheidung mussten Mias Eltern am Ende alleine treffen. Immer mit der Angst im Nacken, es könnte die falsche sein.

Diese Angst und diese unfreiwillige Verantwortung betreffen natürlich nicht nur Eltern von Kindern mit Down-Syndrom. Der Erfahrungsaustausch zeigt, dass es viele Eltern von Kindern mit Behinderung verbindet. Neben dem Geheim-Club der Extrachromosom-Eltern hat Tilda mir nämlich noch einen Zugang eröffnet, der vor ihrer Geburt keine Rolle in meinem Leben spielte. Ich habe in den letzten vier Jahren so viele Menschen und vor allem Kinder mit den unterschiedlichsten Behinderungen und Erkrankungen »kennengelernt«, dass ich mich oft frage, wie es sein kann, dass ich über 30 Jahre meines Lebens so wenig von diesem so wichtigen Teil unserer Gesellschaft mitbekommen habe.

FAKT

Wer gilt als schwerbehindert?

Laut *Statistischem Bundesamt* leben etwa 7,8 Millionen Menschen mit einer Schwerbehinderung in Deutschland (Erhebung zum Jahresende 2021): »Als schwerbehindert gelten Personen, denen die Versorgungsämter einen Behinderungsgrad von mindestens 50 zuerkannt sowie einen gültigen Ausweis ausgehändigt haben. Bezogen auf die Gesamtbevölkerung zum Jahresende 2021 waren 9,4 % der Menschen in Deutschland schwerbehindert.«

(Quelle: https://www.destatis.de/DE/Themen/Gesellschaft-Umwelt/Gesundheit/Behinderte-Menschen/_inhalt.html)

Im Jahr 2021 ergab eine Umfrage der Aktion Mensch, dass 55 % der Deutschen diese Gruppe gar nicht wahrnehmen.

Laut Statistik ist also nahezu jeder zehnte deutsche Einwohner behindert. Wenn ich mir meinen Freundeskreis von vor vier Jahren ansehe, dann kann ich nur sagen, dass diese Statistik sich dort nicht wiedergefunden hat. Nicht jeder zehnte Mensch aus meinem Umkreis hatte eine Behinderung. Wie sieht es bei euch aus? Oder noch besser die Frage: Wie war das zu eurer Schulzeit? Wie ist es in eurem Arbeitsumfeld?

Ich glaube, die Antworten auf diese Fragen zeigen in den meisten Fällen deutlich, wie weit wir in Deutschland noch von echter Inklusion entfernt sind.

Unsicherheiten im Umgang mit Freunden, Familien und sogar Fachpersonal bis hin zur Ausgrenzung gehören für Eltern von Kindern mit Behinderung leider oftmals genauso zum Alltag wie für Betroffene selbst. Natürlich ist es nicht vergleichbar, ob man selbst mit einer Behinderung lebt oder nicht. Ich als Mutter werde trotz meiner Nähe zu Tilda niemals wirklich wissen, wie sich ein Mensch mit Behinderung in unserer Gesellschaft fühlt. Aber ich habe heute zumindest ein wesentlich besseres Verständnis davon als früher.

ZU GAST

Melanie lebt mit ihren zwei Töchtern und ihrem Mann in der Schweiz. Die älteste Tochter Emma hat das Williams-Beuren-Syndrom (WBS), was die Eltern erst Monate nach der Geburt erfuhren.

(Hinweis: Alle rechtlichen Erläuterungen in diesem Beitrag beziehen sich auf die Schweiz.)

Die erste Entscheidung, die wir für Emma treffen mussten, war nach der 4. Monatskontrolle bei der Kinderärztin. Dort hat uns die Kinderärztin mitgeteilt, dass Emma »behindert aussieht« und wir doch einen Gentest für das Down-Syndrom oder das Williams-Beuren-Syndrom durchführen sollten. Für uns war sofort klar, dass wir den Test machen, um Gewissheit zu haben. Vier Wochen später hatten wir den Termin bei der Genetikerin, und da kam bereits die nächste Entscheidung, die total falsch war. Entweder wir unterschreiben, dass wir den Gentest selber bezahlen, falls er negativ ist, dann würden wir das Resultat in den nächsten zwei bis vier Wochen erhalten; oder wir lassen es über die Invalidenversicherung laufen, dann würde die Prüfung circa sechs Monate dauern, und erst dann würden wir das Resultat bekommen. Natürlich will keine Familie so lange warten und deshalb unterschrieben wir. Spoiler-Alarm, das Resultat kam vier Wochen später und Emmas Diagnose Williams-Beuren-Syndrom wurde festgestellt.

Nach der Diagnose fiel ich in ein tiefes schwarzes Loch und habe viel im Internet nach diesem Syndrom recherchiert. Auch auf Instagram habe ich nach Betroffenen gesucht. Leider fand ich zu diesem Zeitpunkt kein einziges deutschsprachiges Profil. Vor Emmas Geburt habe ich mir immer geschworen, dass ich nicht mal den kleinen Finger von meinem Kind im Internet zeigen werde. Und so kam es nach der Diagnose zur nächsten Entscheidung, die mein Mann und ich zusammen trafen. Wir haben uns dazu entschieden, Emma und unser Leben auf Instagram zu zeigen, da ich selber gerne ein solches Profil nach der Diagnose gefunden hätte. Jeden Tag frage ich mich natürlich: Ist das Emma gegenüber fair? Sie ohne ihr Wissen im Internet zu zeigen? Ich kann nur hoffen, dass sie eines Tages unsere Beweggründe versteht. Das ist leider das Los von Eltern mit einem Kind mit einer Behinderung. Immer wieder Entscheidungen zu treffen und zu hoffen, dass das Kind versteht.

Zu den Standardentscheidungen eines Kindes mit Behinderung gehören, ob es Physiotherapie, Ergotherapie, Logopädie, Frühförderung etc. bekommt. Auch wir müssen dies für Emma entscheiden. Wir haben die Anzahl der Stunden und Tage festgelegt, damit es für Emma gut passt. Auch entscheiden wir, ob Emma mal wieder eine Therapiepause braucht, wenn wir das Gefühl haben, dass es zu viel ist. Dies ist ein schmaler Grat, und ich wünsche mir oftmals, dass die Therapeutinnen krank sind, sodass die Entscheidung uns abgenommen wird. Im Moment haben wir uns auch dazu entschieden, dass Emma keine Logopädie braucht.

Die nächste große Entscheidung ist das Thema Kindergarten. In der Schweiz ist der Kindergarten obligatorisch im Schulwesen, und wenn man bis zum 31. Juli geboren wurde, geht man mit vier Jahren in den Kindergarten. Emma wurde also im Juni 2022 vier Jahre alt und müsste somit in diesem Jahr in den Kindergarten eingeschult werden. Wir haben uns jedoch dazu entschieden, einen Antrag zu stellen und sie für ein Jahr zurückzustellen, sodass sie mit fünf Jahren in den Kindergarten kommt. Wir möchten auch, dass Emma einen Regelkindergarten besucht. Falls es nicht klappen sollte, steht dann halt wieder eine neue Entscheidung im Raum.

Emmas Syndrom erfordert, dass mehrere Arzttermine vereinbart werden müssen. Auch hier wägen wir ab, wie viele Termine wirklich nötig sind. Bestes Beispiel sind ihre Augen. Den üblichen Symptomen des

Williams-Beuren-Syndroms entsprechend müsste Emma eher schlechte Augen haben und deshalb wollen die Ärzte Emma mindestens zwei- bis dreimal im Jahr sehen. Dies ist total stressig für Emma und dauert auch um die drei Stunden. Für meinen Mann war das einfach keine Option mehr. Er sagte auch, dass niemand auf die Idee kommen würde, sie mit ihren Augen so oft zur Augenkontrolle zu schicken, wenn sie nicht das Syndrom hätte. Somit versuchen wir immer, alle Termine nur einmal im Jahr durchzuführen, solange es Emma gut geht.

Solange Emma noch so jung ist, sind die Entscheidungen noch nicht allzu schwer oder schwerwiegend. Je älter sie wird, desto tiefer gehen die Entscheidungen. Beim WBS kommt man früh in die Pubertät. Somit müssen wir entscheiden, falls das bei Emma auch der Fall sein soll, ihr dann mit acht Jahren Hormonspritzen zu geben, um die Pubertät hinauszuzögern.

Für mich wäre die schwerste Entscheidung, wenn Emma sagt, dass sie Kinder will. Theoretisch kann Emma Kinder bekommen. Die Wahrscheinlichkeit, dass ihr Kind auch das Williams-Beuren-Syndrom hat, liegt bei 25 %. Unsere Entscheidung wäre jedoch: Darf Emma ein Kind haben? Nie im Leben hätte ich gedacht, dass ich das eventuell mal entscheiden muss. Aber dies ist noch Jahre entfernt und mal schauen, ob sie überhaupt Kinder will.

Ein Leben lang für sein Kind zu entscheiden, kann sehr belastend sein, vor allem am Anfang. Wir werden wohl mit Emma zusammenwachsen und versuchen, je älter sie wird, gewisse Entscheidungen zusammen zu treffen.

Auf meinem Instagram-Kanal habe ich meine Follower mitgenommen auf die von mir so genannte HNO-Odyssee, von der ich zuvor bereits kurz berichtet habe. Schon vor mehr als einem Jahr wurde mir klar, dass Tilda dringend eine Operation braucht, um die Belüftung der Atemwege zu verbessern. Ein stetig schlechter werdender Mundschluss, immer weniger Nasenatmung, Dauerschnupfen und das Ausbleiben der Sprache: Alles Zeichen dafür, dass es dort nicht ganz rund läuft. Auch Diana, unsere Logopädin, sprach mich mehrfach darauf an. Ich lief von Arzt zu Arzt. Doch da die Hörtests okay waren und Tilda kaum starke Infektionen hatte, wurde von den Ärzten immer wieder abgewiegelt mit Sätzen wie: »Sie hat das Down-Syndrom, da ist die Zunge eben größer und hängt raus.« Oder: »Versprechen Sie sich nicht zu viel von so einer OP.«

Die Kieferorthopädin, bei der wir waren, um ihr eine Gaumenplatte anpassen zu lassen, schickte uns wieder weg, wegen zu geringer Nasenatmung. Jeder und jede hatte immer nur den jeweiligen fachlichen Scheuklappen-Blick, und niemand hörte mir zu, wenn ich die Zusammenhänge erklärte. Der offen stehende Mund durch schlechte Nasenatmung, die hängende Zunge aufgrund der Hypotonie, der sich falsch bildende Kiefer wegen des offenen Mundes, der Dauerschnupfen, dem wir mit ständigem Inhalieren begegnen, damit er eben nicht zu einer großen Infektion wird. Dass Menschen mit Down-Syndrom eine größere Zunge haben, ist übrigens nicht belegt. Viel eher sind die oben genannten Faktoren der Grund für die oft heraushängende Zunge.

Irgendwann bekam ich die Überweisung doch und zum Glück stimmten die Ärztinnen in der Klinik mir zu. So wurde sie nun endlich nach fast anderthalb Jahren Kampf operiert. Mandeln verkleinern, Polypen raus und Paukenröhrchen rein. Eigentlich ein Standardeingriff, der bei so vielen Kindern und vor allem bei so vielen mit Trisomie 21 durchgeführt wird.

Ein weiteres Beispiel dafür, wie schwer Wege sein können, wenn man an Fachleute gerät, die nicht viel Erfahrung mit dem Down-Syndrom haben. Schon im Aufwachraum hörte ich, dass Tilda endlich wieder Luft durch ihre Nase bekam. Ein paar Stunden später schaute sie sich ein TipToi-Buch an. Dazu gibt es einen Stift, der, je nachdem, worauf man in dem Buch damit tippt, unterschiedliche Geräusche macht oder Erklärungen abgibt oder auch mal ein Lied spielt. So kam sie zur Erzieherin in ihrem Kindergartenbuch, und der Stift sang: »Es war eine Mutter, die hatte vier Kinder ...« – und ihre Augen wurden groß. Sie hielt sich den Stift ans Ohr und drehte sich zu mir, sprach mit ungläubiger Stimme: »Maaaaaama!« Und hielt dann auch mir den Stift ans Ohr.

Ich weiß nicht, was sie die Hunderte Male zuvor gehört hatte, als sie dieses Buch ansah, aber scheinbar etwas anderes als an diesem Tag. Ich sah sie lächelnd an und wusste genau, dass es richtig war, nicht aufzugeben.

OPEN MIND

»Sind sie vom Fach?«

Ein paarmal war ich schon geneigt, mit einem »Ja« darauf zu antworten. Weil ich weiß, was bei der Wahrheit passiert: Ich werde, wie so viele andere auch, als »die überbesorgte Mutter« abgestempelt.

Die ehrliche Antwort wäre wohl: »Ja, ich bin vom Fach meiner Tochter.« Denn neben allem, was ich mir an Wissen angeeignet habe, gibt es da auch noch das mütterliche Bauchgefühl, das mich noch nie im Stich gelassen hat. Ja, ich kann am Verhalten meiner Tochter erkennen, wenn ihr TSH-Wert ansteigt. (Das ist ein Wert, der darauf hinweist, dass die Schilddrüsenhormone aus dem Gleichgewicht geraten könnten.) Ich weiß auch, ob ein Durchfall besorgniserregend oder doch nur wieder eine Reaktion auf das hoch dosierte Vitamin D ist, das sie bekommt, weil ihre Fontanelle immer noch nicht geschlossen ist. Aber dieses Wissen wird mir immer mal wieder abgesprochen, weil ich doch nicht vom Fach bin. Gleichzeitig Mutter und Tildas Anwältin sein zu müssen ist an manchen Tagen wirklich anstrengend. Manchmal würde ich mir ein bisschen mehr Zuhören und weniger Abstempeln wünschen.

Neben medizinischen Entscheidungen gibt es aber noch viele andere, die wir Eltern treffen müssen. Welche Tagespflege, welcher Kindergarten, welche Schule? Welche Therapien? Im Schwimmkurs anmelden? Vorher sagen, dass sie das Down-Syndrom hat? Turnverein? Geht das? Den Weg der Inklusion durchkämpfen oder lieber doch nicht? Welchen Preis müssen wir dafür zahlen? Lohnt es sich? Es sind so viele große und kleine Entscheidungen, die uns stetig begegnen.

Ja, wir müssen ständig Entscheidungen treffen, doch zum Glück zeigen unsere Kinder uns auch immer mehr ihren eigenen Willen, je älter sie werden. Und das ist bei nahezu allen Kindern mit Behinderung so – auch zum Beispiel bei dem ältesten Sohn unserer Nachbarn, der eine schwere Mehrfachbehinderung hat und für Außenstehende meist komplett teilnahmslos wirkt. Doch auch er gibt zu verstehen, ob ihm etwas gefällt oder nicht. Seine Eltern sind von seinem Fach und können das sehr genau sehen und einordnen. Wir alle wachsen an unseren Aufgaben. Wir lieben unsere Kinder genau so, wie sie sind. Vielleicht wünschen wir uns manchmal, dass die Dinge einfacher wären, aber das ändert nichts an unserer Liebe und unserem Respekt vor unseren Kindern. Und wenn ich ganz genau hinschaue, dann stelle ich auch immer wieder fest, dass vieles von der Anstrengung, die ich oft fühle, gar nicht auf Tilda und ihren Bedürfnissen beruht, sondern viel mehr den gesellschaftlichen Anforderungen geschuldet ist.

ZU GAST

Daniela wurde, nur drei Monate nachdem sie ihren heutigen Mann traf, schwanger und hatte damals keine Ahnung, wie sehr ihr Leben sich verändern würde. Sie und ihr Mann, beide reiselustig und freiheitsliebend, traten eine Reise an, deren Route sie niemals hätten vorhersehen können.

Ich erinnere mich noch an eine Zeit, in der ich noch Kind genug war, um die meiste Zeit sorglos in die Zukunft zu schauen, aber schon erwachsen genug, um zu bemerken, mit wie viel Verantwortung man sich als Eltern herumschlagen muss. Dinge müssen erledigt und Entscheidungen getroffen werden. Das war für mich Erwachsensein.

Gespürt habe ich das Gefühl »Jetzt bist du erwachsen« selber erst ab dem Zeitpunkt, als Leni geboren wurde. Überrollt haben mich damals eine ganze Reihe von Emotionen, aber vor allem war mir plötzlich klar, dass ich ab sofort für ein Kind verantwortlich sein würde. Das verursachte zunächst einmal Panik, obwohl der Gedanke, wie groß diese Verantwortung war und wie lange sie andauern würde – nämlich bis ins hohe Alter –, mir damals noch nicht einmal bewusst war.

Denn Leni wurde »gesund« geboren. Ihr Vater und ich sind uns auf einem Festival in die Arme gelaufen und haben uns Hals über Kopf ineinander verliebt. Drei Monate später war Leni unterwegs. Die Schwangerschaft war unkompliziert und unauffällig. Wir haben so wenig Tests wie möglich gemacht, hatten schon früh beschlossen, dass wir jedes Kind willkommen heißen würden.

Die ersten Monate nach der Geburt war alles unauffällig, Leni war ein fröhliches Baby und schlief viel. Im Nachhinein weiß ich, dass ihr kleiner muskelschwacher Körper viel mehr Ruhe brauchte als der von anderen Kindern. Mit sieben Monaten reisten wir mit Leni nach Costa Rica, für acht Wochen ins Paradies. Baden im warmen Meer, wandern im Regenwald. Aber was als Traum begann, endete in einem Albtraum, und im März 2019 begann die Zeit, an die ich mich heute nur noch sehr vage erinnere, wie an ein großes dunkles Loch.

Leni begann zu krampfen. Unter Fieber fast im Minutentakt. Ein Krankenhausmarathon begann, in einem fremden Land, aber nach einigen vergeblichen Anläufen fanden wir eine Ärztin, die Deutsch sprach und unsere Situation ernst nahm. Nie vergesse ich den Moment in dem kalten und wuseligen Krankenhausflur und die Worte der Ärztin: »Leni hat eine Epilepsie und wird immer langsamer bleiben als andere Kinder.«

Dann sollten wir uns entscheiden. Die Ärztin riet uns, sofort mit einer Medikation zu starten, um Leni zu stabilisieren, und nannte uns zwei Medikamente, die wir natürlich nicht kannten. Wir waren wie erstarrt, unfähig, ad hoc so etwas zu entscheiden. Wir telefonierten mit einer Ärztin aus Deutschland und googelten die Nebenwirkungen der beiden Alternativen. Keine davon klang nach etwas, was man seinem Baby geben wollte. Aber wir hatten keine Wahl, denn wir wollten nach Hause, und mit einem krampfenden Kind wollte uns keine Airline mitnehmen.

Also entschieden wir uns für das vermeintlich kleinere Übel, soweit wir das beurteilen konnten. Die erste in einer langen Reihe von Entscheidungen, bei der es um so viel mehr ging als alles, was wir bisher kannten und jemals hatten entscheiden müssen.

Das Medikament führte nicht zu einer Verbesserung der Anfälle, stattdessen durften wir dabei zusehen, wie sich Leni immer mehr von unserem Sonnenschein zu einem nervösen und aggressiven Kind veränderte. Wir wurden mit einem Ambulanzflugzeug in die USA geflogen. Und ab da war alles anders. Entscheidungen mussten nun täglich getroffen werden, die uns mehr als überforderten.

Leni wurde durchgecheckt, viele Ärzte hatten viele verschiedene Meinungen zur Ursache der Epilepsie.

Schon damals sagte uns unser Bauchgefühl häufig das Gegenteil von dem, was uns die Ärzte rieten. Besonders bei dem ständigen Ausprobieren neuer Medikamente, weil das zweite, dritte, vierte, fünfte ... eben doch nicht den gewünschten Erfolg brachte, waren wir zögerlich. Schließlich konnten wir dabei zusehen, wie sehr Leni all die Nebenwirkungen zusetzten, wie sie mehr und mehr »verschwand« und an manchen Tagen nur noch vor sich hin dämmerte.

Wir flogen schließlich nach Deutschland zurück und lasen uns ein, nach wenigen Wochen kannte ich sämtliche Formen der Epilepsie, deren Ursprung und viele Therapiemöglichkeiten sowie deren Perspektiven.

Mehr als einmal fragte mich ein Arzt, ob ich vom Fach sei. Bin ich nicht. Für mich war das Verstehen der Krankheit und deren Prognose die einzige Möglichkeit, nicht völlig zusammenzubrechen, ein letztes Stück scheinbarer Kontrolle zu behalten in einer Welt, die für mich nach und nach auseinanderfiel.

Nach vielen Wochen in verschiedenen Krankenhäusern, mit noch mehr Medikamenten und unzähligen schlaflosen Nächten, waren wir am Ende unserer Kräfte und entschieden uns, erst mal nach Hause zu gehen. Entgegen dem Ratschlag aller Ärzte. Aber auch das ist etwas,

was ich seitdem gelernt habe: Nur wenn wir uns bei einer Entscheidung gut fühlen, wenn wir noch genug Kraft haben, sind wir Leni gute Eltern.

Während ich mich damals noch mit schlechtem Gewissen gegen den Ratschlag eines Arztes und für ein wenig Normalität und Zeit für uns alleine oder als Paar oder einfach eine Nacht im eigenen Bett entschieden habe, weiß ich heute, dass genau das für Leni genauso wichtig ist wie jeder Fortschritt, jede Aussicht auf eine Milderung der Anfälle. Etwas Leichtigkeit und Eltern, die ab und zu die Sorgen ein wenig zur Seite schieben können.

Als Eltern eines Kindes mit Behinderung hat man ständig das Gefühl, nicht genug für die Entwicklung zu tun. Immer könnte man noch mehr Physiotherapie machen, noch ausgefallenere Therapien ausprobieren.

Man muss ständig abwägen zwischen fördern und fordern, am besten beides – aber wie viel ist genau richtig? Wie weit geht man über die Kraftreserven des Kindes, aber auch über die eigenen hinaus?

2021 waren wir mit Leni bei einer neurologischen Komplextherapie. Sechs Wochen lang bis zu sieben Therapien am Tag. Durch Corona durften wir keinen Kontakt zum jeweils anderen Elternteil haben. Eine sehr lange und schwierige Zeit für alle. Und mit Erstaunen sprach ich mit anderen Eltern, weil sie seit vielen Monaten in der Einrichtung waren, immer mit dem Ziel, den nächsten Entwicklungsschritt zu erreichen. Das Privatleben blieb dabei völlig auf der Strecke, Familien blieben für lange Zeit voneinander getrennt.

Für uns gab es nach sechs Wochen eine Grenze. Leni war therapiemüde, und wir, mein Mann und ich, wollten einfach mal wieder zusammen sein, einen Kaffee trinken gehen und Normalität leben. Trotzdem immer mit einem schlechten Gewissen, denn die Therapeuten rieten uns, so lange wie möglich zu bleiben und alles rauszuholen, denn jetzt sei bei Leni der richtige Zeitpunkt dafür.

Ständig Entscheidungen zu treffen, die so weit über die eigene Kompetenz hinausgehen, ist anstrengend. Aber vor allem versuche ich mich immer zu fragen: Was würde Leni jetzt wollen? Was ist in ihrem Sinne?

Wir machen weiter, so gut wir können, und versuchen, die besten Entscheidungen zu treffen. Denn davon hängt einfach so viel ab. Für Leni und für uns.

Eine der größten Entscheidungen, die wir zuletzt getroffen haben und die nichts mit Leni direkt zu tun hatte, ist die, ein zweites Kind zu bekommen. Die Wahrscheinlichkeit, dass Lenis Gendefekt auch bei unserem zweiten Kind auftritt, betrug 25 Prozent. Mein Bauchgefühl hatte mir gesagt, dass wir es wagen sollten, entgegen der überwiegenden Meinung in unserem Umfeld. Aber wir haben wieder auf unsere Intuition gehört und sollten recht behalten. Im August 2022 wird Leni nun große Schwester, die Entscheidungen werden nicht weniger werden, aber wir freuen uns auf ein Stück mehr Normalität. Endlich dürfen wir uns den Kopf zerbrechen über alltägliche Dinge. Ich freu mich darauf.

Anmerkung: Daniela schrieb diesen Text im Mai 2022. Am 13. Juni 2022 wurde die kleine Marlie geboren und verstarb 30 Minuten, nachdem sie das Licht der Welt erblickte. Dieser nicht vorhersehbare Schicksalsschlag stürzte die Eltern und alle, die sie kennen, in Fassungslosigkeit. Zurück bleiben viele warme und liebevolle Gedanken für und an Marlie, die immer ein Teil dieser wunderbaren Familie sein und bleiben wird.

KAPITEL 14

Deine Passion muss raus in die Welt

Es ist Montag, der 25. April 2022, und wir blicken über einen unendlich langen Tisch hinaus auf die Königsallee mitten in Düsseldorf, eine der teuersten Straßen der Stadt. Wir sitzen in einem riesigen Büro und lauschen der Verlesung unseres Gesellschaftervertrags. Ein Vertrag, an dem wir lange feilen mussten, bis wir mit dem Schriftstück hier gelandet sind. Unsere Hände sind ruhig, als wir unterzeichnen, auch wenn unsere Herzen bis zum Hals schlagen.

Als wir aus dem pompösen Bürogebäude treten, sind da Pio und Tilda, beide mit einem Strauß Tulpen in der Hand, und kommen auf uns zu. Mein Mann nimmt mich in den Arm und flüstert mir ins Ohr »Ich bin so stolz auf dich«, während Tilda Tanja in ihre kleinen Arme schließt und laut lacht.

Aus meinem schwarzen »notjustdown«-Beutel, der mit Maris Tierzeichnungen geschmückt ist, ziehe ich ein Geschenk für meine Freundin und ab jetzt auch Geschäftspartnerin Tanja. Sie packt es aus und lacht laut auf. »Nicht dein Ernst«, schallt der typische Tanja-Satz über den Platz. Es ist eine Tasse, darauf unser Firmenlogo. Die Tasse ist aus Emaille. Sie soll genauso lange halten wie unsere Partnerschaft. Und so trinken wir im April bei Wind und einsetzendem Regen mitten in Düsseldorf alkoholfreien Sekt aus unseren neuen Tassen, während Pio Fotos von diesem denkwürdigen Augenblick macht.

Etwa ein halbes Jahr zuvor saßen wir gemeinsam am Rheinufer, da erzählte ich Tanja davon, dass ich nach langer Überlegung, wie ich das Projekt »Von Mutter zu Mutter« dauerhaft am Leben erhalten könnte, entschieden habe, ein gemeinnütziges Unternehmen zu gründen. Erzählte ihr einige meiner damaligen Ideen und fragte, ob sie mich an der einen oder anderen Stelle unterstützen wolle. Sie war angetan, fragte mich aus, brachte Ideen ein und sagte: »Aber Lara, bitte komm nicht auf die Idee, Tassen zu machen.«

Dieser Satz sollte in den darauffolgenden Monaten zum Running Gag werden.

Und aus »Kannst du mal mit überlegen?« wurde, ohne dass es anfangs eine von uns im Sinn hatte, in den kommenden Monaten eine viel größere Idee, eine *gemeinsame Vision.* Ehe wir beide es selbst verstanden, war der Gründungscoach uns gegenüber schon davon überzeugt, dass es das Beste wäre, wenn wir gemeinsam eine gemeinnützige GmbH gründen würden.

Und plötzlich waren wir mittendrin – in einer Unternehmensgründung. Einem Prozess, von dem wir beide absolut keine Ahnung hatten. Einem Weg, der mit vielen Fragezeichen versehen war, aber wer eine Vision und vor allem eine Passion hat, der beißt sich eben durch.

So entwickelten wir Pläne, holten uns Hilfe, erzählten unseren Familien und Freunden von unserem Vorhaben, bekamen Rat und Unterstützung, liefen in Sackgassen, mussten Lehrgeld zahlen, tranken viele Energydrinks, wenn wir bis spät in die Nacht über unseren To-dos brüteten.

Wir wuchsen in dieser Zeit sowohl zusammen als auch über uns hinaus. Verteilten Aufgaben nach unseren Talenten, fingen an, uns aufeinander zu verlassen, und lernten auch, um Hilfe zu bitten. Standen vor der schweren Entscheidung, einen Namen zu finden, und schickten uns unendlich viele Sprach- und Textnachrichten. Entschieden uns und dann wieder um. Entschieden uns endgültig und stellten wieder infrage. Machten uns und einander verrückt, knieten vor Logoentwürfen auf dem Boden. Suchten Farben aus, stellten fest, dass die schon eine andere Firma genauso benutzte, und verabschiedeten uns wieder davon.

Wir warteten immer wieder auf Antworten vom Anwalt, vom Finanzamt, von der Steuerberaterin und machten in der Zeit keinen Meter ohne Handy in der Hand, um ja keinen Anruf zu verpassen.

Ließen eine Webseite bauen, die wir dann aber schrecklich fanden, obwohl es genau so war wie von uns vorgegeben. Schmissen alles wieder über den Haufen und ließen sie umgestalten.

Pio machte Fotoshootings mit uns, die nach Leichtigkeit aussehen, aber im Hintergrund mit unfassbar viel Anstrengung verbunden waren. Wir erklommen Berge und durchschritten Täler. Und das alles, bevor wir überhaupt wirklich loslegten mit:

lavanja
Voneinander lernen. Füreinander da sein.

Unzählige Namen, bis es dieser wurde. Mit dem Gedanken daran, dass wir nicht nur Eltern von Kindern mit Down-Syndrom ansprechen wollen. Wir wollen auch Angebote für Eltern von Kindern mit anderen Behinderungen schaffen. Stück für Stück.

Lavanya ist ein indischer Vorname. Er steht für die Schönheit und Liebe. Ein Vorschlag meiner Schwester. Wir finden, dass er perfekt zu uns passt. Haben unsere Kinder unsere Liebe und unseren Blick auf die Schönheit doch so maßgeblich erweitert. Wir haben ihn so angepasst, dass er unsere Vornamen vereint. Und dann kam wieder meine talentierte Freundin Anne ins Spiel und machte daraus ein wundervolles Logo, bei dem sie das kleine v zu einem Herzen erweitert hat und drei kleine Strahlen für das dritte Extrachromosom unserer Kinder daraufsetzte.

Auszug aus unserer Webseite: www.lavanja.com:

»WIR UND UNSERE VISION

Voneinander lernen. Füreinander da sein.

Wir wissen bei weitem nicht alles über das Down-Syndrom, aber dennoch einiges. Und was wir nicht wissen, das finden wir mit Hilfe unserer wundervollen Community heraus. Wir, das sind Tanja und Lara. Wir stehen hinter lavanja und haben eine Vision.

Unsere Vision ist es, Eltern, Familien, Fachpersonal und alle anderen Interessierten an den unterschiedlichsten Stellen abzuholen, zu vernetzen und ihnen das Wissen zukommen zu lassen, das sie gerade brauchen.

Unsere Vision vereint ein warmes Handreichen mit fundierten Kenntnissen.«

FAKT

Informationen als Geheimsache?

Es gibt viele Angebote für Eltern von Kindern mit Behinderung, viele Dinge, die uns zustehen, viele Ansprechpartner in den unterschiedlichsten Bereichen. Und doch hat uns unsere eigene Erfahrung gezeigt, dass so viele Informationen nicht ankommen. Was steht dir gesetzlich zu, wie beantrage ich dieses oder jenes, welche Therapieansätze gibt es, welche medizinischen Untersuchungen sind wofür sinnvoll und wer kann sie durchführen ... Die Antworten auf diese und viele weitere Fragen haben wir durch die unterschiedlichsten Quellen selbst erst erfahren, und wenn wir darüber sprechen oder posten, dann merken wir immer wieder, wie viele Eltern diese Informationen nicht erhalten. Von vielen Dingen sogar noch nie gehört haben. Deshalb haben wir uns entschieden, unseren Beitrag für genau diese Aufklärung Stück für Stück mit Expert*innen an unserer Seite zu professionalisieren, um einfach noch mehr Menschen den Zugang dazu zu ermöglichen.

Das Heft ist weiterhin eine unserer Hauptaufgaben, und wir haben vor, es nicht bei dem einen Heft zu belassen. Außerdem bieten wir Seminare von Experten und Expertinnen vor Ort und online zu unterschiedlichsten Themen an. Ebenso digitale Gesprächskreise für Eltern zu spezifischen Themen. Wir sprechen auch gerne in Workshops, bei Podiumsdiskussionen, in Vorlesungen oder Ähnlichem von unseren eigenen Erfahrungen als pflegende Angehörige und Expertinnen für unsere Kinder. Außerdem versuchen wir über Instagram und YouTube Plattformen mit niedrigschwelligem Zugang zu spezifischen Informationen aufzubauen und damit Vernetzung und Wissenstransfer nach vorne zu bringen. Wir haben unzählige Ideen für die Zukunft und wünschen uns sehr, dass lavanja durch und mit uns wächst.

Wir haben uns selbst die Maßgabe auferlegt, alles so umzusetzen, dass es mit unserem Leben vereinbar ist. Weniger zu machen, wenn wir merken, dass es zu viel wird. Mehr, wenn Kapazitäten dafür erkennbar werden. Da sind so viele Kleinig- und – wie Pio sagen würde – »Großigkeiten«, die wir nicht vorhergesehen haben. Und auch wenn es nach außen oft so wirkt, als würden wir gerade »nichts« tun, weil einfach weder neuer Content noch sonst was von uns zu sehen ist, so arbeiten wir trotzdem seit Monaten an jedem einzelnen Tag an unserem Traum. Es gibt keinen Tag, an dem keine Nachricht in unserer lavanja-WhatsApp-Gruppe aufleuchtet.

Dieses Projekt ist genauso wie die Reise mit unseren Kindern: kein Sprint, sondern ein Marathon. Oder vielleicht auch eher eine Triathlon-Langdistanz.

ZU GAST

Tanja – die Frau, die keine Tasse wollte, aber eine bekam.

Nach Parkers Geburt und der Diagnose habe ich relativ schnell festgestellt, dass ich die Dinge selbst in die Hand nehmen und zur Expertin werden muss und zudem meinem Bauchgefühlbarometer eine völlig neue Aufmerksamkeit schenken darf im Feintuning und Filtern von Informationen.

Ich wurde wunderbar im Netz von einer Selbsthilfegruppe in Düsseldorf aufgefangen. Dennoch habe ich aber nach einiger Zeit gemerkt, dass mir zwischen Krankenkasse, Selbsthilfegruppe, Facebookgruppen und dem Austausch unter Eltern mehr Angebote an Seminaren in Präsenz fehlte. Ein Angebot, das aufklärt, nicht nur zur Förderung, sondern auch über die Überforderung von pflegenden Angehörigen. Wie bekomme ich den Alltag zwischen Work-Life-Balance, zwei Kindern, Ehe und Arbeit hin?

Und auch immer die unterschwellig mitschwingende Frage: Warum hat die Mutter in Hintertupfingen nicht das gleiche Recht, an diese Informationen zu kommen? Ich war schon immer ein Mensch, der es mit der Gerechtigkeit sehr genau genommen hat, und konnte mich noch nie damit zufriedengeben, wenn ich etwas bekomme, warum anderen das dann nicht auch zusteht.

Im Laufe der Jahre wurde ich nicht nur zur Expertin für mein Kind, sondern auch zur Ansprechpartnerin für andere betroffene Eltern und fing an, mir ein Netzwerk mit Gleichgesinnten aufzubauen. Ich hatte eine Vision: Wissen für alle zugänglich machen.

Was 2020 mit der Organisation von Seminaren in Eigenregie startete, gipfelte dann 2022 – total verrückt – in der Gründung einer gemeinnützigen GmbH.

Die größte Erkenntnis auf den von mir organisierten Seminaren: die wunderbaren Begegnungen und Verbindungen zwischen den Teilnehmer:innen, meist Müttern. Gespräche, Situationen und emotionale Momente unter Gleichgesinnten. Hier ein kleines Nicken, da ein »Ich verstehe dich« oder ein »Probiere das doch mal aus«. Dieses Gefühl, verstanden zu werden und unter »Betroffenen« zu sein, das ist unbezahlbar.

Auf genau einem dieser Seminare lernte ich Lara kennen. Eine ganz besondere Begegnung. Ich habe sofort dieses unsichtbare Band gespürt. Zu dem Zeitpunkt hatten wir noch keine Ahnung, wie stark uns dieses Band irgendwann mal verbinden würde. Scheinbar hatte das Universum zu diesem Zeitpunkt schon seine eigenen Pläne geschmiedet.

Bei diesem ersten Treffen hat es sofort »Klick« gemacht. Die meisten waren schon weg und wir haben in kleiner Runde über Förderung, uns und unsere Kinder gesprochen. Genau solche Gespräche, solche Treffen, sind der Grundstein unseres Unternehmens. Unsere Vision:

Begegnungen schaffen – von Gleichgesinnten. Vernetzen. Voneinander lernen und füreinander da sein.

Lara kannte ich vorher nur von ihrem Projekt »Von Mutter zu Mutter«. Ich erinnere mich noch sehr gut an ihren Aufruf auf Instagram, in dem sie nach Botschaftern für ganz Deutschland gesucht hatte. Damals schon hatte ich gedacht: »*Wow,* da ist eine, die nimmt die Dinge wirklich in die Hand.« Eine Visionärin, genau wie ich. Dinge anpacken, etwas voranbringen: »für die Sache«.

Es scheint so, als hätte uns das Universum zusammengeführt, aus der Kategorie »Nicht gesucht und doch gefunden«. Die Sache mit dem Universum sollte uns auf unserem weiteren Weg bis hin zur Unternehmensgründung noch so einige Male begleiten und auch auf die Probe stellen. Bis heute sind wir der Mühe nicht müde geworden, fleißig unsere Bestellungen dort abzugeben.

Der Ursprung der Beziehung zwischen Lara und mir waren unsere Kinder und die Liebe zu unseren Kindern. Gleichzeitig war da aber auch der komplette Gegensatz von Lara und mir. Wie ein Magnet, der uns anzuziehen schien. Ich im absoluten Förderwahnsinn zwischen »Frühem Lesen« und »Yes We Can« und Lara im Modus: »Warum um alles in der Welt soll Tischarbeit mit dem Kind denn so wichtig sein?« Wir ahnten damals noch nicht, wie viel wir noch voneinander lernen würden. Ich raus aus der Förderfalle und hin zu mehr Gelassenheit und Verbundenheit in Liebe und Vertrauen. Und Lara hin zu mehr Vertrauen in Methoden und vor allem in Fachkräfte.

Es gab diesen einen Moment. Wir standen in der Küche. Ich regte mich furchtbar über eine ungerechte Situation mit Parker auf, und Lara stand da und sagte einfach nur:

»Ich verstehe dich!«

Und während sie mich ansah und mich in den Arm nahm, begriff ich, dass sie mich wirklich versteht.

Drei kleine Worte. Ohne Analyse, ohne Lösungsansatz, ohne Beurteilung. Nur ein vermeintlich einfaches Entgegenkommen in einer für mich ziemlich verzweifelten Situation.

Letztendlich ist es doch auch das, was wir alle brauchen. Diesen einen Menschen, ein Netzwerk, ein System, welches einen auffängt. Egal, ob es um das Thema Förderung oder emotionalen Support geht. Menschen, die einen umgeben, die sehen, wo man steht, die zuhören, die da sind und dieses Dorf um einen bilden in diesem schier endlosen Dschungel von Gefühlen und Informationen. Diesen einen Menschen, der dir sagt: Du bist nicht allein, ich verstehe dich!

Deswegen Lara & Tanja: lavanja.

Eine perfekte Mischung aus endlosen To-do-Listen auf blauen Zetteln, zwischen Red Bull, Cola und Hunderten verputzten Raffaellos. Kein Tag vergeht, an dem wir nicht mindestens siebenmal miteinander telefonieren und die eine der anderen sagt: »Ich habe eine großartige Idee.« Wir stützen uns gegenseitig als Sparringspartner im Wahnsinn der Unternehmensgründung und um die Balance zwischen Mutter, Ehefrau und Unternehmerinnendasein zu finden. Immer im Einklang, wenn auch nicht immer einer Meinung. Jeder aus seinem Blickwinkel, jedoch immer in die gleiche Richtung blickend.

Wenn mich jemand nach einem typischen Lara-und-Tanja-Moment fragen würde, dann sehe ich vor meinem inneren Auge Lara und mich um ein Uhr nachts, gebeugt über einer Ikea-Kindermalrolle vorm knisternden Kamin hockend. Bewaffnet mit vielen verschiedenen Buntstiften von Tilda oder Parker, um unsere Visionen und Träume aufzumalen. Um dann im anderen Moment uns beide zu sehen, wie wir uns wahnsinnig über die Sichtung eines Glühwürmchens freuen. Genau das beschreibt es eigentlich, Lara und mich, die die kleinen Dinge genießen und zu schätzen wissen, dabei aber nie das große Ganze aus den Augen verlieren für eine gemeinsame Vision.

So wie wir auf beruflicher Ebene in den letzten Monaten mit- und aneinander gewachsen sind, so ist Lara in erster Linie meine Freundin und nicht mehr aus meinem Leben wegzudenken. Wir (er)schaffen Dinge zusammen, wachsen miteinander und über uns hinaus. Wachsen. Jeder in seiner Zeit und in seiner Kraft. Für mehr Sichtbarkeit und Vielfalt. Für das Leben und für die Liebe. Für eine Gesellschaft, in der jede:r ihren/seinen Platz hat.

Und jetzt? Da sitze ich im ICE auf dem Rückweg von Brüssel nach Düsseldorf, meine Geschäftspartnerin direkt vor mir, neben ihr meine – und nun unsere – treue Wegbegleiterin Beate. Während ich diese Zeilen tippe, macht sich Gänsehaut auf meinem Körper breit, weil ich es kaum glauben kann, welch großes Glück ich habe, dass das Schicksal, das Universum, Gott oder wie auch immer ihr es nennen wollt, so wundervolle Menschen in meinen Dunstkreis geschickt hat.

Mit denen kannst du Pferde stehlen, könnte ich jetzt sagen, aber nein: Mit denen kannst du ins EU-Parlament fahren, lachen, weinen, Blicke zuwerfen, die mehr als tausend Worte sagen, reflektieren, voranbringen und allem voran: in die gleiche Richtung blicken.

Das Projekt »Von Mutter zu Mutter« hat im Jahr 2022 bei der europaweiten Ausschreibung zur Wahl von europäischen Leuchtturmprojekten zum Thema Down-Syndrom teilgenommen und den vierten Platz belegt. Wir wurden nach Brüssel eingeladen und durften dort neben vielen engagierten Menschen mit und ohne Down-Syndrom aus ganz Europa auch Mitglieder des Europäischen Parlaments treffen. Zwei Tage voller Begegnungen, Austausch und Erkenntnissen liegen nun hinter uns. In meinem Koffer eine gläserne Auszeichnung für das, was wir schon erreicht haben. Viele Hefte in Koffern und Taschen, die nun in die unterschiedlichsten Länder zurückreist. Fast ebenso viele Hefte in den Händen von Politikern und Politikerinnen. Ich weiß nicht, was daraus wird. Weiß auch nicht, wie viele der liebevollen »We will stay in contact« am Ende zu echten Kontakten führen werden, aber jede einzelne Begegnung war bereichernd und hallt nach.

Da war der 23-jährige Tim aus Rumänien, der uns gleich zur Begrüßung in den Arm nahm und dessen Schwester uns dann berichtet hat, was sie und ihre Mutter auf die Beine gestellt haben. Einen Begegnungs- und Arbeitsort für Menschen mit Down-Syndrom. Angebote auf den unterschiedlichsten Ebenen, bis hin zur selbst designten und veranstalteten Modenschau mit über 400 Zuschauenden. Sie haben mehr als verdient den ersten Platz beim Voting gemacht.

Da war aber auch Oskar aus Berlin, der uns gestern Abend mit einer Performance am Diabolo sprachlos gemacht und heute Morgen das Aufwärmprogramm im EU-Parlament übernommen hat. Der es schaffte, mit seinen Talenten alle Anwesenden dazu zu bringen, mitzumachen. Zu hüpfen, zu strecken, ja sogar Kniebeugen zu machen.

Aber da waren auch die anderen Mütter, jene, die genau wie wir dachten, ihr Leben sei vorbei. Jene, die sich seit der Geburt aufopfern, weil es in ihren Heimatländern kaum staatliche Unterstützung in Sachen Förderung gibt. Jene, denen nach der Geburt im Krankenhaus gesagt wurde: »Lassen Sie das Kind einfach hier, dann ist es wie eine Abtreibung.« Jene, die dazu gedrängt wurden, pränatale Tests zu machen. Jene, die verzweifeln, weil sie alles selbst erkämpfen müssen. Und mittendrin die alte Französin, vielleicht 70 oder älter, mit ihrer Tochter, die mindestens Mitte 40 war, an der Hand. Immer ein Lächeln auf den Lippen. Nun sitze ich hier und denke an ihre gütigen Augen, die Bände sprachen. Ganz sicher war es kein leichtes Leben, aber eines voller Liebe. Und als die Wohngruppe, in der ihre Tochter lebt, geschlossen nach vorne tritt und anfängt, zu dem eigens für sie komponierten Lied zu tanzen, da bleiben meine Augen nicht trocken. Da werden die Gedanken an die Zukunft kurz leicht. Sorgen und Ängste sind verschwunden, weil wir diese glücklichen erwachsenen Menschen sehen, die im EU-Parlament tanzen und ihr Leben genießen.

Da sehen Tanja und ich uns an, beide mit feuchten Augen, und wir müssen es nicht sagen – wir wissen es: *Einfach alles lohnt sich!*

OPEN MIND

»Was ist deine Passion?«

Als ich Pio kennenlernte, da fragte er mich, was meine Passion sei. Wikipedia sagt, Passion ist gleichbedeutend mit Leidenschaft:

»(…) ist eine das Gemüt völlig ergreifende Emotion. Sie umfasst Formen der Liebe (…) und beschreibt die intensive Verfolgung von Zielen (…)«

(Quelle: https://de.wikipedia.org/wiki/Leidenschaft)

Damals hatte ich keine wirkliche Antwort darauf. Seitdem Tilda geboren wurde, habe ich eine. Und mein durch und durch passionierter Mann hat schon vor langer Zeit zu mir gesagt: »Du musst herausfinden, was deine Passion ist, und daran festhalten. Wir sollten alle weniger von dem tun, was wir glauben, tun zu müssen, und mehr von dem, was uns und andere wirklich bewegt.«

Und wir wären nicht lavanja, wenn wir nach diesem Ausflug nach Brüssel nicht bereits mindestens drei neue Ideen auf unserem Zettel hätten.

Wir werden sehen, was die Zukunft bringt. Wir machen weiter. Genau genommen fangen wir gerade erst an!

KAPITEL 15

Über gestern, heute und morgen

Als ich Tilda mit knapp 16 Monaten schon am zweiten Tag für ein paar Stunden bei der Tagesmutter alleine ließ, da war nicht sie es, die weinte. Ich war es. Ich saß im Auto und mir kullerten die Tränen über die Wangen. Sie dort alleine zu lassen, bei jemandem, den ich zuvor nur wenige Stunden lang kennengelernt hatte, war ein unglaublich schwerer Schritt. Ich hätte niemals gedacht, dass es mir so schwerfallen würde.

Damals, als ich sie nach der Verdachtsdiagnose im Arm hielt, da hatte ich das Bedürfnis, sie nie wieder loszulassen. Tatsächlich musste ich sie ja schon an ihrem ersten Lebenstag in so viele fremde Hände geben wie manche Eltern ihre Kinder in den ersten Monaten nicht. Das hat etwas mit uns allen dreien gemacht. Ich will aber auch gar nicht beurteilen, ob es etwas Gutes oder Schlechtes war oder ist. Ich kann einfach nur sagen, dass es etwas mit uns gemacht hat.

Tatsächlich vertraut Tilda mir sehr, wenn ich sie irgendwo abgebe. Solange sie spürt, dass ich ein gutes Gefühl dabei habe, wirft sie mir in fast allen Fällen eine Kusshand zu und geht in die Situation hinein. Das war bei der Tagesmutter so. Das ist in der Kita so. Das ist so, wenn ich sie zu Verwandten oder Nachbarn bringe und sage: »Wir kommen dich nachher wieder abholen.«

Und doch ist es immer da. Dieses etwas machtlose Gefühl: Werden sie es hinkriegen? Gedanken wie: Wird sie sich verständlich machen können? Wird sie gesehen werden? Werden sie gut mit ihr umgehen?

Diese Gedanken kennen sicherlich alle Eltern, die Ängste, die bei einer Behinderung hinzukommen, nicht. Mit ihren inzwischen vier Jahren ist Tilda nicht mehr vollkommen wehrlos. Das weiß ich nur zu gut, beweist sie es uns doch jeden einzelnen Tag, wenn wir ihre Haare kämmen wollen.

Und doch ist der Prozess des Loslassens und Zutrauens für Eltern von Kindern mit Behinderung anders als bei neurotypischen Kindern.

ZU GAST

Elisa ist pädagogische Beraterin für Familien, die ein Kind mit Behinderung haben. Sie arbeitet häufig im direkten Familienumfeld und hat daher einen tiefen Einblick in viele alltägliche Situationen, die Familien beschäftigen. Ihre Expertise teilt sie auch in Seminaren und über ihren Instagram-Account.

Kinder mit Behinderung loslassen lernen – gar nicht so einfach! Loslassen ist ein lebenslanger Prozess. Entgegen vieler Befürchtungen bedeutet »Loslassen« nicht das Auflösen der Eltern-Kind-Beziehung. Es bedeutet mehr eine Umgestaltung und Neuorientierung derselben. Loslassen gehört genauso zur Eltern-Kind-Beziehung wie das Sich-verbunden-Fühlen. Es bedeutet, dem Kind mehr Freiraum einzuräumen, ein gewisses Zutrauen in die Fähigkeiten des Kindes zu entwickeln und sich selbst zurückzunehmen. Häufig geht es allerdings auch damit einher, dass Eltern Veränderungen zulassen müssen, die mit viel Unsicherheit und Sorgen verbunden sind.

Warum ist es einerseits gar nicht so einfach und andererseits doch so wichtig, Kinder mit Behinderung loslassen zu lernen?

»Man muss ja immer sein Kind loslassen, das weiß man ja. Aber wenn das Kind behindert ist, ist es irgendwie anders. Meine Tochter ist ja viel abhängiger. Ich will wirklich, dass sie selbstständig wird, aber andererseits habe ich auch Angst. Was, wenn die Leute sie nicht gut behandeln oder etwas nicht klappt? Wenn es ihr im Kindergarten schlecht geht und keiner es merkt, weil sie es nicht laut sagen kann? Da mache ich mir schon Sorgen.«

So oder so ähnlich geht es vielen Eltern eines Kindes mit Behinderung. Der Wunsch nach Selbstständig- und Unabhängigkeit des Kindes ist zwar groß, wird aber von der ständigen Angst begleitet, dass das eigene Kind in unserem (Leistungs-)System untergeht. Aber auch Unsicherheiten, was die Zukunft des Kindes betrifft, beeinflussen die Prozesse des Loslassens. Eltern von Kindern, die ohne Behinderung leben, haben mehr Ankerpunkte, nach denen sie sich richten können. Sie wissen, dass ab einem gewissen Alter die Fremdbetreuung in einer Kita ansteht, genauso wie die Einschulung oder aber auch das selbstständige Essen, das Schlafen im eigenen Bett, alleine wohnen und leben und vieles mehr.

Eltern von Kindern mit Behinderung fehlen (teilweise) nicht nur solche Ankerpunkte, sondern sie haben auch ganz andere Erfahrungen durchlebt beziehungsweise durchleben müssen. Bei vielen Kindern ist die Behinderung mit zahlreichen Krankenhausaufenthalten verbunden. Oder mit einer lebensbedrohlichen Frühgeburt, Epilepsie oder einer Sonde. Solche Umstände prägen langfristig den Umgang mit dem Kind und zeigen sich insbesondere in Momenten des Loslassens. Die Eltern-Kind-Beziehung musste zahlreiche Belastungen aushalten, die natürlich die Interaktion zwischen Eltern und Kind langfristig beeinflussen kann. (Anmerkung: Eine frühe Trennung von Mutter und Kind direkt nach der Geburt ist genau das: eine Belastung.)

Je früher Eltern behinderter Kinder sich mit den Abnabelungsprozessen auseinandersetzen, desto besser. Denn hierbei geht es nicht nur um das Ermöglichen eines selbstständigen Lebens des Kindes, sondern auch darum, potenzielle Probleme in der Zukunft zu vermeiden. Wenn Eltern sich beispielsweise dafür entscheiden, ihr Kind auch im Erwachsenenalter zu pflegen, sollten sie sich stets dessen bewusst sein, was passiert, wenn sie womöglich selbst im hohen Alter pflegebedürftig werden. Je früher Eltern sich im Loslassen üben, desto mehr Ruhe und Zeit haben sie im Abnabelungsprozess und können gleichzeitig dennoch für ihr Kind da sein.

Loslassen und sich abnabeln ist immer schwer, keine Frage. Aber besonders schlimm wird es, wenn die Abnabelung durch eine Zwangssituation plötzlich entsteht. Es empfiehlt sich also stets, dass Eltern behinderter Kinder sich so früh wie möglich über Wohn-/Betreuungsmöglichkeiten informieren und ein Unterstützungsnetz außerhalb der Familie aufbauen.

So früh wie möglich loszulassen, ist aber nicht nur für das Kind von Bedeutung. Durch den erhöhten Aufwand und die ständigen Kämpfe mit der Bürokratie und unserem System wird die Behinderung des Kindes häufig zum Mittelpunkt des familiären Lebens.

Aber auch Eltern behinderter Kinder haben wie alle Eltern ein Recht auf ein eigenes Leben. Es ist wichtig, sich als Eltern nicht nur über das behinderte Kind zu definieren und das eigene Leben dabei völlig aufzugeben. Das Loslassen fällt aber nicht nur bei den großen Veränderungen schwer, sondern auch schon bei vermeintlich »kleinen« Dingen im Alltag. Loslassen ist etwas, das wir als Eltern day by day lernen (müssen).

Meistens sind Eltern überrascht, in wie vielen kleinen Momenten des Alltags das Loslassen eine Rolle spielt: angefangen mit dem Essen, Schlafen und der Windelentwöhnung.

Sie müssen sich damit auseinandersetzen, dass ihr Kind immer mehr den starken Wunsch nach Autonomie und Selbstständigkeit zeigt beziehungsweise zeigen wird und vor allem aber auch, dass »die Behinderung bleibt". Natürlich wünschen sich alle Eltern, dass ihr Kind nicht mehr gewickelt werden muss und selbstständig die Toilette nutzen kann. Trotzdem geht damit auch einher, dass das Kind nicht mehr so abhängig ist. Genauso wie die Sorge, dass ihr Kind es nicht schafft oder sie ihrem Kind zu viel zumuten. Solche Befürchtungen führen dann häufig dazu, dass Eltern sich unsicher oder geradezu unwohl fühlen. Und dann geht es Eltern von behinderten Kindern genauso wie allen anderen Eltern: Es ist schwer loszulassen, wenn die Angst und Sorge überwiegen.

Wie kannst du mit deiner Angst bezüglich des Loslassens umgehen? Zunächst einmal: Man kann niemanden zum Loslassen zwingen. Aber für Eltern ist es meistens eine große Hilfe, sich stets vor Augen zu führen, ob ihr Kind tatsächlich nicht bereit ist für eine gewisse Veränderung oder ob sie selbst diejenigen sind, die nicht bereit sind. Außerdem gebe ich immer den Tipp, sich jeden Abend in Erinnerung zu rufen, was das Kind bereits alles kann und was heute gut lief. Eine positive Einstellung sowie Fokussierung auf die Dinge im Alltag, die gut laufen, erleichtert die Prozesse des Loslassens erheblich.

Also hier noch einmal fünf Tipps zum Loslassen, kurz und knackig zusammengefasst:

1. Stell dir die Frage: Wer ist hier gerade nicht bereit für die Veränderung?
2. Sammle jeden Abend alle Dinge, die an dem Tag super liefen!

3. Erinnere dich stets daran, wie wichtig Selbstständigkeit und Unabhängigkeit für dein Kind sind!
4. Nimm Veränderungen als Möglichkeiten wahr, eure Beziehung neu zu gestalten!
5. Fang mit kleinen Schritten an! Kleine Momente des Loslassens im Alltag sind ein großer Erfolg und ein toller Anfang!

Mach dir dabei immer bewusst: Loslassen ist nichts, was von heute auf morgen geschieht. Es braucht Zeit und ist mal an kleine, mal an große Veränderungen gebunden.

Wie oft habe ich schon zu Tilda gesagt: »Nein, Schatz, das kannst du noch nicht.« Sei es, dass sie aus der Flasche in ein Glas einschenken möchte, dass sie auf ein Klettergerüst klettern oder mit einer Schere hantieren will.

Vor ein paar Wochen, als wir zur Kur waren, stand Tilda sehr früh auf, und ich sagte ihr, sie solle spielen gehen, weil ich mich noch mal umdrehen wollte. Irgendwann hörte ich das Schloss der Badezimmertür einrasten. Natürlich sprang ich auf und suchte schnell nach etwas, um die Verriegelung von außen wieder zu öffnen. Drinnen fand ich Tilda inmitten des Inhalts meines Kulturbeutels. Ich schickte sie raus und räumte alles zusammen. Da entdeckte ich lange Haarsträhnen am Boden. Ich schaute noch mal auf den Inhalt meiner Tasche und begriff, dass sie sich die Haarschneideschere herausgesucht hatte. So viel also zu dem Thema, sie könne noch nicht mit Scheren umgehen … Sie hatte sogar so geschickt an den unterschiedlichsten Stellen geschnitten, dass es noch nicht mal auffiel.

Tilda beweist mir jeden einzelnen Tag, dass sie schon viel mehr kann, als ich glaube. Und trotzdem bin ich eine Gefangene meiner eigenen Einschätzungen. Das Loslassen und Zutrauen ist ein so komplexer und schwieriger Prozess. Nicht selten liege ich abends im Bett und frage mich, ob ich es an diesem Tag gut gemacht habe. Ob ich all ihren Fähigkeiten gerecht geworden bin. Ob ich ihr vielleicht etwas verboten habe, was sie eigentlich schon kann. Ob ich ihr bei diesem oder jenem mehr Freiraum hätte geben sollen …

Selten finde ich eine Antwort darauf. Aber für morgen nehme ich mir vor, nicht mehr ständig zu sagen, sie solle das Glas mit zwei Händen fassen. Denn vielleicht kann sie es ja auch schon mit einer Hand und ich weiß es einfach nur noch nicht.

Denn letzte Woche, als ich kurz im Bad war, hat sie sich selbst die Wasserflasche aus der Küche geholt und ihr Glas vollgeschenkt. Ganz ohne meine Hilfe.

Und irgendwann wird sie auch ohne meine Hilfe das Haus verlassen. Der Tag wird kommen. Später als bei gleichaltrigen neurotypischen Kindern. Doch er wird kommen. Und nichts wird mich darauf vorbereiten, das zu überstehen.

Mein Instagram-Post vom 29. April 2022:

Wir hatten heute Besuch von einem Teil unserer Familie mit einem gleichaltrigen neurotypischen Kind. Bei der Verabschiedung rennt das Kind los, Richtung Straße, und der Vater spricht in aller Ruhe seinen Satz zu Ende. Ich sehe den panischen Blick meines Mannes, der im gleichen Moment »Stopp« ruft und losrennen will. Er erntet einen verwunderten Blick des anderen Vaters, und ich fasse ihn am Arm und sage: »Alles gut, sie kann das und wartet am Auto.«

Kurz danach fahre ich vom Supermarktparkplatz auf eine Kreuzung zu und sehe ein etwa gleichaltriges Kind mit einem Laufrad nah am Rand des Gehwegs fahren, direkt auf die Kreuzung zu, ihr

Vater mehr als drei Meter hinter ihr. Ich bremse scharf ab, während ich wahrnehme, dass sie ihr Rad am Ende des Gehwegs stoppt und sich zu ihrem Vater umdreht.

Es sind Situationen wie diese, die mich wehmütig machen – manchmal sogar ein bisschen neidisch. Die mich denken lassen: »Werden wir das auch je erleben?« Können wir ihr das irgendwann auch so selbstverständlich zutrauen? Wird sie die Gefahr einer Straße und unsere Ernsthaftigkeit bei einem Stopp jemals so verinnerlichen? Können wir sie irgendwann zum Auto laufen lassen, ohne dabei einen gefühlt doppelt so hohen Puls zu bekommen?

Und dann erinnerte ich mich an letzte Woche, als ich voll beladen mit Rucksack, Wechselwäsche und Sonstigem noch das Tor am Kindergarten schließen musste und aus den Augenwinkeln sah, wie Tilda auf die Straße zuging … und … stehen blieb, sich zu mir umsah und mir ihre Hand reichte.

Und ich erinnere mich wieder daran, dass sie Dinge erreichen kann, wenn wir sie dabei unterstützen. Wenn wir wiederholen, wiederholen, wiederholen, wiederholen, wiederholen … Wie wir es jeden Tag in der Kita tun.

An diesem Tag gingen wir über die Straße und auf der anderen Seite kniete ich mich vor sie, legte alle Sachen ab, nahm sie in den Arm und sagte ihr, wie stolz ich auf sie bin.

Dann lachte sie und rannte im Affenzahn in die entgegengesetzte Richtung meines geparkten Autos …

Na ja, man muss nehmen, was man kriegen kann.

Bis heute hatten wir großes Glück, wenn es darum ging, einen Platz für Tilda zu finden. Bevor wir wussten, dass wir umziehen würden, fanden wir eine tolle Tagesmutter im Allgäu, die sich sehr darauf freute, Tilda zu betreuen. Dazu kam es leider nie, weil wir vorher wegzogen. Innerhalb von nur wenigen Wochen und mit gerade mal zwei Telefonaten hatte ich auch an unserem neuen Wohnort eine Tagesmutter gefunden, die Tilda und die mit ihr verbundenen neuartigen Aufgaben mit offenen Armen begrüßte. Sie hatte nie zuvor ein Kind mit Down-Syndrom betreut. Als sie das damals zu mir sagte, habe ich ihr geantwortet: »Ich hatte vorher auch kein Kind mit Down-Syndrom. Da wächst man rein.« Und wir beide lachten. Tilda blieb entgegen der meisten anderen Kinder für zwei Jahre bei ihr, weil es sich für uns einfach besser anfühlte, als sie mit zwei Jahren schon in eine Tageseinrichtung zu geben. Sie fühlte sich so wohl dort. Schade war, dass wir durch Corona eine lange Zeit gar nicht ins Haus durften, aber für Tilda war es nie ein Problem, dass wir sie an der Tür abgeben mussten. Sie freute sich jeden Tag aufs Neue hinzugehen.

Als es nur noch ein knappes Jahr bis zum gewünschten Kita-Eintritt war, machte ich mich auf die Suche nach einer geeigneten Einrichtung. Andere sahen mich mit weit aufgerissenen Augen an, als ich damals erzählte, dass wir bisher noch keinen Platz gesucht hatten. Als ich dann noch erzählte, dass wir nicht nur einen, sondern zwei Plätze suchten, wurde ich mehrfach ausgelacht. Wir hatten nämlich die Vision, dass Tilda gemeinsam mit ihrer gleichaltrigen Großcousine Evi die Kindergartenzeit verbringen sollte. Da die Familie von Pios Neffen am anderen Ende der Stadt wohnt, hatten wir also auch zusätzlich noch eine ziemlich genaue Vorstellung davon, wo die Kita am besten liegen sollte. Nun ja, was soll ich sagen? Das Schicksal war uns auch hier wohlgesonnen, und erneut brauchte es nur zwei Anrufe und nur eine Besichtigung, bis wir nicht nur einen, sondern zwei Plätze zugesichert bekamen. Wie gut ich mich an dieses wohlig warme Gefühl erinnere, als wir bei der Besichtigung Frau G., der Leiterin, gegenübersaßen und sie zu uns sagte: »Hier stellen wir uns niemals die Frage, *ob* alle gemeinsam an einem Ausflug teilnehmen können, sondern immer nur, *wie*.«

Die Einrichtung arbeitet schon viele Jahre integrativ, auch wenn das heute offiziell nicht mehr so heißt. Tilda wurde auch hier mit offenen Armen empfangen. An ihrem ersten Tag sah sie sich alles an, bevor sie in die Spielküche abbog. Es dauerte keine zwei Minuten, bis ein kleiner Junge dazukam und mit ihr spielte. Das ist mittlerweile fast ein Jahr her, und derselbe kleine Junge schickte vor ein paar Wochen seine Mutter im Flur weg, als sie ihm beim Jackeausziehen und Hausschuheanziehen helfen wollte. Sie fragte ihn: »Warum soll ich gehen?« Er lächelte verschmitzt zu Tilda hinüber und antwortete ihr: »Mama, du musst mir nicht helfen. Schau mal, da ist Tilda. Ist die nicht süß?« Daraufhin ging Tilda zu ihm und nahm ihn in den Arm und wir Mütter standen da im Flur und unsere Herzen quollen über.

Ein anderer Junge aus ihrer Gruppe, mit dem sie oft spielt, wie mir ihre Erzieherinnen immer wieder mitteilen, entdeckte uns kürzlich schon vorm Eingang der Kita auf dem Gehsteig und rannte mit ausgestreckten Armen und einem lauten »Da ist Tildaaaaaaaaaa!« den ganzen Weg auf sie zu und nahm sie dann auch fest in den Arm. Es sind diese kleinen Momente, in denen ich mich jedes Mal zusammenreißen muss, um nicht loszuheulen, und mich innerlich dafür auslache, dass ich mal dachte: »Werden die anderen Kinder sie in ihrer Mitte aufnehmen?«

Ein weiterer Irrglaube, den ich hatte, war, dass ich einst dachte, nur Tilda würde von den anderen Kindern lernen. Im letzten Jahr waren wir ein paar Tage mit Evi, ihrer Mutter und ihrer kleinen Schwester am Meer. Evi hatte zu jener Zeit nicht so viel Interesse an Körperkontakt zu Menschen außerhalb ihrer Kernfamilie, was ja ein völlig natürlicher Entwicklungsschritt ist. Tilda versuchte aber immer wieder, sie zu drücken, tat es aber nicht gegen ihren Willen. Und plötzlich stand Evi am zweiten Tag vor mir und sagte: »Ich möchte Tilda jetzt mal umarmen.« Darauf ich: »Dann frag sie einfach.« Und kurz danach standen die beiden lächelnd Arm in Arm da. Heute gibt es keine Begrüßung oder Verabschiedung mehr ohne drücken, und wenn Evi mal nicht im Kindergarten ist, dann fragt Tilda nach ihr und zeigt beim Abholen in die Richtung, in die wir fahren müssen, um zu ihr zu kommen. Die entgegengesetzte Richtung von unserem Zuhause.

Wie ich schon an anderer Stelle erwähnte, ist Tilda in Sachen Essen nicht sehr experimentierfreudig. Zumindest zu Hause nicht. Da kriegen wir immer nur ein lautstarkes »Neeeiiiiin!« zu hören, wenn wir etwas Unbekanntes anbieten, damit sie es probiert. Das sagte ich auch ihren Erzieherinnen, aber die ließen das nicht durchgehen und bezogen die ganze Gruppe mit ein. Als Tilda das erste Mal etwas Neues probierte beim Mittagessen, da klatschte die ganze Gruppe Beifall. Was soll ich sagen? Die wissen eben, wie man sie knackt. Denn Klein Tilda steht genauso gerne im Mittelpunkt, wie Klein Lara das einst tat.

Ich habe in diesem Buch oft von fehlender Inklusion in der Gesellschaft geschrieben, weil mir meine Arbeit und meine Vernetzung dies leider bewusst gemacht haben. Doch uns selbst hat sie sich eigentlich noch nicht gezeigt.

Vielleicht hatten wir einfach nur Glück. Vielleicht liegt es daran, dass Tilda noch so klein ist. Ich weiß es nicht. Aber ich bin dankbar für die vielen wundervollen Erfahrungen, die wir bisher machen durften. Und ich sage auch regelmäßig »Danke« dafür. Ob das Schokolade für die Kinderarztpraxis oder eine lange Dankes-Mail an die Kita ist. Eine Puppe mit Down-Syndrom zum Abschied für die Tagesmutter oder auch einfach nur ein ausgesprochenes: »Wir fühlen uns so wohl hier. Danke dafür.« Denn bei aller Kritik an Politik und Gesellschaft sollten wir niemals vergessen, dass es am Ende vor allem an den Menschen liegt, die uns begegnen, und eben auch daran, wie wir ihnen begegnen.

Gestern erst bekam ich eine Nachricht von jener Mama aus der Kur, mit der wir zusammen am Tisch saßen. Sie erzählte mir, dass ihr Sohn immer noch bei jeder Mahlzeit fragt, wann Tilda an den Tisch kommt. Und der kleine Timur, der mittlerweile wieder mit seiner Mutter in der Ukraine ist, fragt auch fast täglich nach Tilda, obwohl unser letztes Treffen schon über sieben Wochen zurückliegt.

Wie kam ich bloß jemals auf den Gedanken, dass andere Kinder meinem Kind einen Gefallen damit tun, wenn sie mit ihr spielen? Ja, auch solche Gedanken hatte ich damals nach der Diagnose. Verrückt.

OPEN MIND

»Was soll ein Mensch mit Down-Syndrom schon leisten?«

»Vielleicht wird meine Tochter keine Lösung für die verschmutzen Weltmeere finden – aber sie wird ganz sicher auch keinen Krieg anfangen.«

Ein Zitat so oder so ähnlich las ich im Jahr 2018. Dadurch wurde mir bewusst, dass der IQ eine von der Leistungsgesellschaft gesetzte Messlatte ist, die nicht für die Beurteilung des Wertes eines Menschen herangezogen werden sollte. Menschen mit geistiger Behinderung haben der Gesellschaft genauso etwas zu geben wie ein Mitmensch mit einem IQ von 180. Wir alle können zu jeder Zeit voneinander lernen, wenn wir dazu bereit sind.

Blicke ich in die Zukunft, kommen die Sorgen trotzdem wieder zurück. Ich weiß, dass die Herausforderungen größer werden. Weiß, dass die Unterschiede zu gleichaltrigen deutlicher werden. Mit jedem Jahr. Weiß, dass uns Entscheidungen bevorstehen, die viel schwieriger werden. Hürden höher. Deswegen versuche ich ja, meist gar nicht zu weit vorauszudenken. Aber natürlich klappt das nicht immer.

ZU GAST

Katharina ist die Mutter von Sonea, die mit ihren 14 Jahren mitten in der Pubertät steckt. Katharina schreibt seit vielen Jahren auf ihrem Blog über das Leben als Familie und die Herausforderungen der Inklusion.

Montagmorgen. Es ist kurz nach 8 Uhr, da klingelt das Telefon: »Bitte holen Sie Ihre Tochter ab, sie ist aktuell nicht beschulbar!«

Handgreiflich sei sie ihrer Schulbegleiterin gegenüber geworden und habe Schimpfwörter verwendet, die ich so noch nie aus ihrem Mund gehört habe.

Rebellisch war sie bereits am Morgen und wollte nicht in die Schule. Aber so stur, wie sie ist, wissen wir auch, dass es zu keinem guten Ergebnis führt, wenn wir Druck aufbauen. Der Verweigerung keine Beachtung schenken und mit Ablenkung aus der Situation rausholen allerdings schon. Wenig später ist Soneas Papa an der Schule und bekommt von einer Sonderpädagogin, die wir vorher noch nie gesehen haben und die Sonea kaum kennt, zu hören, dass wir langsam mal über einen Wechsel an die Förderschule nachdenken sollen.

Diese Aussage hallt auch einen Tag später noch nach wie eine schallende Ohrfeige.

Es ist nicht so, dass wir in den vergangenen Jahren nicht immer wieder darüber nachgedacht hätten, ob Sonea sich an einer Förderschule nicht wohler fühlen würde. Ob wir ihr mit der Inklusion zu viel aufbürden und sie damit im schlimmsten Fall restlos überfordern. Aber auch wenn es ein sehr zäher Weg ist und es immer wieder Situationen gab und gibt, in denen wir alles infrage stellen, fühlte es sich bislang richtig an.

Inklusion ist ein Menschenrecht und dennoch ist sie nicht selbstverständlich. Da ist das Gefühl, dankbar sein zu müssen. Das schlechte Gewissen, das massiv an einem nagt, insbesondere nach Situationen wie derjenigen am Tag zuvor. Man möchte keine Belastung sein, nicht unnötige Arbeit verursachen. Der einzige Wunsch, den wir haben, ist Selbstverständlichkeit. Die Möglichkeit, dass Sonea chancengerecht lernen kann. In ihrem Tempo und im Rahmen ihrer Möglichkeiten. Mit dem Ziel, dass sie irgendwann die Möglichkeit hat, einen Job zu machen, der ihr Spaß macht.

Als Sonea geboren wurde, machten wir lauter Dinge, die man mit Babys so macht: Babyschwimmen, Babymassage, Krabbelgruppe, Musikzwerge. Überall war Sonea mit dabei und das einzige Kind mit Behinderung. Gerade in den ersten zwei Lebensjahren war das manchmal hart für mich, weil mir die anderen Kinder immer wieder die sich immer weiter öffnende Entwicklungsschere vor Augen führten, aber für Sonea war es das Beste. Sie lernte spielerisch von den anderen Kindern und war ganz selbstverständlich dabei.

Nach Soneas Geburt dachte ich zunächst: So, das war's! Ich werde nie wieder richtig arbeiten können und muss nonstop für mein Kind da sein. Aber das relativierte sich mit der Zeit, und so begann ich mich nach Betreuungsmöglichkeiten für Sonea umzuschauen, als sie gerade mal ein Jahr alt war. Das war der Zeitpunkt, an dem mir zum ersten Mal so richtig bewusst wurde, dass Inklusion keine Selbstverständlichkeit ist. Ich telefonierte eine Liste mit 50 Kindergärten und Tagesbetreuungsangeboten ab und bekam immer wieder zu hören: »Mit der Inklusion sind wir noch nicht so weit.« Oder aber: »Ihr Kind ist zu betreuungsintensiv«, ohne mein Kind überhaupt kennengelernt zu haben. Ich saß am Ende des Tages heulend am Schreibtisch, erschlagen von all der Ablehnung und der Ernüchterung.

Ganz sicher hatten wir dann einen Kitaplatz in einer inklusiven Kita, wie man sie sich nicht besser für sein Kind wünschen kann. Sowohl Sonea als auch ihr jüngerer Bruder profitierten von der Inklusion in der Kindergartenzeit. Jedes Kind gehörte dazu, und gestaltete der Alltag sich einmal schwieriger, wurden Lösungen gefunden. Es wurde kein offensichtlicher Unterschied gemacht, und die Kinder nahmen eine wichtige Lektion fürs Leben mit, ohne sich dessen bewusst zu sein: Inklusion ist eben für alle da und jeder gehört dazu.

Und natürlich dachten wir nach dieser wunderbaren Erfahrung, dass Inklusion doch auch in der Schule funktionieren müsse.

Also krempelten wir die Ärmel hoch und begaben uns auf eine sehr stürmische Reise. Ich kann diese Zeit leider nicht beschönigen. Es war eine Zeit, geprägt von Terminen im SPZ zur ausführlichen Diagnostik mit Intelligenztest und sämtlichen Untersuchungen, die sicherstellen sollten, dass unsere Tochter noch das Down-Syndrom hat. Gefolgt von Terminen bei Sonderpädagogen wegen des AOSF-Verfahrens und in Grundschulen zur Hospitation. Sehr viele Urlaubstage, die wir mal zur Erholung hätten gebrauchen können, gingen damals für meinen

Mann und mich drauf. Es war eine sehr intensive und vor allem frustrierende Zeit, denn genauso wie drei Jahre zuvor waren die Schulen auch jetzt »noch nicht so weit«, um ein Kind mit Down-Syndrom beschulen zu können. Oder aber: »Wir werden uns Ihr Kind ansehen und dann beurteilen, ob eine Förderschule nicht doch besser für es wäre.« Ja, vielen Dank auch!

Trotzdem entschieden wir uns für den beschwerlicheren Weg, und ich rief eines Morgens auf den Weg zur Arbeit eine weitere Grundschule an, damit rechnend, dass auch diese »noch nicht so weit sei«.

»Hallo, wir würden uns sehr gerne Ihre Grundschule anschauen. Aber ich sage Ihnen am besten direkt, dass meine Tochter das Down-Syndrom hat. Kann ich mir den Urlaubstag sparen oder lohnt es sich für uns vorbeizukommen?« Ich war inzwischen so entnervt, dass ich völlig überrumpelt von der Antwort der Schulleiterin war: »Ganz ehrlich? Wir würden uns riesig freuen! Ihre Tochter wäre eine Bereicherung für alle.«

Die Grundschulzeit war geprägt von Fort- und Rückschritten. Wir hatten damals Glück, dass die Mutter einer Kitafreundin Sonea als Inklusionshelferin im Schulalltag begleitete. Eine Win-win-Situation, die sich mit der Zeit aber immer schwieriger gestaltete.

Wir hatten jemanden gefunden, die zuverlässiger und pflichtbewusster nicht hätte sein können. Das war unser und vor allem Soneas großes Glück. Aber die Bindung zu Sonea wurde zu eng, Grenzen wurden immer wieder überschritten und jeder meiner Fehler wurde scharf kritisiert. Irgendwann fassten wir den Entschluss, die Schulbegleitung zu wechseln.

Leider ist es oft nicht leicht, die passende Begleitung zu finden. Es muss einfach für das Kind passen und selbst muss man auch einen guten Weg finden, um sich miteinander zu arrangieren. Das kann schon sehr viel zu einer funktionierenden schulischen Inklusion beitragen.

Der Weg zur weiterführenden Schule gestaltete sich aufgrund der allgemein geringen Möglichkeiten nicht ganz so schwierig wie der zur Grundschule. Es gibt eine großartige Offene Schule in Köln, die nur leider zu weit entfernt ist. Und dann gibt es die Gesamtschule, direkt neben Soneas Grundschule.

Der Gedanke, ob die Förderschule nicht doch die bessere Wahl wäre, geisterte immer wieder in unseren Köpfen herum. Die Pubertät, unterschiedliche Interessen und vielleicht auch mangelnde Akzeptanz waren unsere größten Sorgen. Aber wir wollten es versuchen, Sonea wollte es unbedingt versuchen, und so wählten wir wieder den schwierigeren Weg, mit dem Wissen, dass es immer noch einen Plan B gibt.

Sonea geht meistens gerne in die Schule. Sie lernt gerne und motiviert, wenn man ihr den richtigen Anreiz gibt, nutzt es aber auch aus, einfach mal nichts zu tun, wenn man sie lässt. Es erfordert sehr viel Fingerspitzengefühl, ihr Potenzial aus ihr rauszukitzeln, und ich kann verstehen, dass da manchmal auch die Zeit und die Geduld fehlen. Von ihren Mitschülern wird sie respektiert und ist in ihrer Klasse voll integriert. In einigen Fächern wie Englisch und Mathe bekommt Sonea differenziertes Lernmaterial, an dem sie arbeitet, während ihre Mitschüler nach Lehrplan unterrichtet werden.

Unsere Erfahrungen haben gezeigt, dass Inklusion sehr viel Kraft, Eigeninitiative, Geduld und gegenseitiges Verständnis von allen Beteiligten erfordert. Es ist keine rosige Zeit und man zweifelt sehr oft. Inklusion hängt stark davon ab, wer involviert ist, und davon, wie motiviert diese Personen sind, eine Basis zu schaffen, mit der die Inklusion gelingen kann. Aber vor allem ist es immer wichtig zu schauen und zu hinterfragen: Was passt zu meinem Kind?

Es ist für mich daher vollkommen verständlich, wenn man sich gegen die Inklusion entscheidet und diesen Krimi lieber nicht aufnimmt. Wir haben das große Glück, dass wir viele wunderbare Menschen an unserer Seite haben, die sich stark für das Funktionieren der Inklusion einsetzen.

Wir besitzen eine Menge Mut und vor allem Vertrauen in uns und unsere Tochter. Und doch bin ich froh, dass wir noch drei Jahre Kindergarten vor uns haben, bis wir ins schulische System eintreten müssen. Ein Vorgeschmack wird sicherlich die Zurückstellung in zwei Jahren werden.

FAKT

Rückstellung von der Schule

Die meisten Kinder mit Down-Syndrom, deren Eltern einen inklusiven Schulweg anstreben, werden um ein Jahr zurückgestellt und bleiben somit ein Jahr länger in der Kita. Das dient vor allem der Vorbereitung auf die Schule. Dieses Jahr nutzen viele, um noch mal gezielt diverse Anforderungen für die Schulzeit zu trainieren wie zum Beispiel die Tischarbeit.

Die Rückstellung selber ist ein behördlicher Akt. Auch hier gibt es sehr unterschiedliche Berichte über den Prozess und die anschließende Bewilligung dieser Rückstellung. Viele Eltern erzählen, dass es schwierig ist und teils unnötig schwer gemacht wird. Die Bürokratie scheint mit jedem Lebensabschnitt größer und mehr zu werden, wenn man einen nicht separierten Weg gehen möchte.

Neben der Aussicht auf die Schulzeit sind da natürlich auch die Gedanken an die Zeit, wenn Tilda einmal erwachsen sein wird.

Kurz nach ihrer Geburt zeichneten sich Bilder in meinem Kopf ab wie die folgenden:

Klack. – Ich, graue Haare, gebeugter Rücken, Tilda an meiner Hand mit wackeligem Gang und mit dem Blick zum Boden gerichtet, während wir Blicken von Passanten ausweichen, durch die Stadt laufend. Um uns herum immer Abstand zu allen anderen.

Klack. – Tilda, die langsam und behäbig in einen Bus einsteigt, der sie zu einer Werkstatt fährt, wo sie schweigend und stumpf immer gleiche Arbeiten ausführt.

Klack. – Tilda alleine. In einem grauen trostlosen Heim. Sie starrt aus dem Fenster.

Diese Bilder sind verblasst. Ich sehe sie nicht mehr. Sie wurden ersetzt durch farbenfrohe und lachend laute Bilder voller Sonnenlicht.

Klack. – Tilda, Pio und ich in schicker Kleidung bei einem Theaterbesuch, einer Tanzparty, im Urlaub in fremden Ländern, bei lauer Sommerluft an einem Fluss entlang spazierend und laut lachend über Tildas Geschichten der vergangenen Woche.

Klack. – Tilda, wie sie sich morgens in ihrer eigenen Küche ein Frühstück macht (vielleicht sogar was anderes als Müsli) und es anschließend in ihre coole Ledertasche packt, die Papa ihr an ihrem ersten Arbeitstag geschenkt hat. Sich auf den Weg macht, um einer Tätigkeit nachzugehen, die sie mit Freude erfüllt.

Klack. – Tilda, wie sie ihre Kollegen und Kolleginnen mit und ohne Behinderung begrüßt. Wie sie fragt, wie es ihnen geht, und den Antworten wirklich zuhört.

Klack. – Tilda, die ihre Cousins besucht und von deren Kindern mit überschwänglicher Freude begrüßt wird. Sofort alles fallen lässt und sich mit den Kindern auf den Boden setzt, allen Geschichten lauscht, Kitzelattacken verteilt und anschließend mit ihnen Wolken bestaunt und darin wundersame Wesen erkennt, von denen die Kinder noch Tage erzählen werden.

Klack. – Tilda in einem langen weißen Kleid zwischen blühenden Blumen, wie sie ihren Ehemann küsst und danach in die Kamera lacht.

Klack. – Tilda, die, auch wenn wir einmal nicht mehr da sind, niemals alleine sein wird, weil da immer jemand sein wird, der sie liebt, genau so, wie sie ist.

Ich weiß nicht, was die Zukunft bringen wird. Das weiß keiner von uns. Wir können aber alle davon lernen, wie viel Freude wir im Hier und Jetzt verspüren können, einfach nur, weil die Menschen bei uns sind, die wir lieben.

Heute kam Pio nach einer einwöchigen Reise zurück. Es war nicht das Eis, dass er mit ihr nach dem Abholen aus der Kita gegessen hat, das Tildas Tages-Highlight war. Nein, es war der Moment, als wir abends alle drei auf ihrer großen Matratze getobt und gekuschelt haben und sie unsere beiden Köpfe zusammenschob, damit wir uns küssen, um dann lachend ihre gespitzten Lippen dazuzuschieben.

Natürlich weiß ich nicht, ob Tilda einmal auf dem ersten Arbeitsmarkt landen und heiraten wird. Und wenn dem nicht so ist, dann ist das nicht weniger wert. Wenn sie glücklich jeden Morgen in eine Behindertenwerkstatt zur Arbeit fährt, dann wird uns das ebenso glücklich machen. Was ich mit diesen Bildern sagen möchte: Wir haben aufgehört, stereotyp zu denken. Weil wir mittlerweile wissen, dass das Leben mit Behinderung absolut lebenswert ist und viele Möglichkeiten bereithält und Träume zulässt. Ich weiß auch nicht, ob Tilda jemals in ganzen Sätzen mit uns sprechen wird. Das ist auch nicht unser höchstes Ziel. Unser Ziel ist es, sie nach ihrem Potenzial so zu fördern, dass sie glücklich ist. Wir wollen sie nicht mit aller Macht in die Leistungsgesellschaft integrieren. Aber wir wollen auch nicht, dass ihre Potenziale verkümmern. Denn das macht keinen Menschen auf der Welt glücklich, egal ob mit oder ohne Behinderung. Also sind wir am Ende doch einfach nur ganz »normale« Eltern. Eltern, die das Beste für ihr Kind wollen und von der Zukunft träumen.

Wir alle machen unsere eigenen Erfahrungen. Wir alle gehen unsere eigenen Wege. Wir schlagen unsere eigenen Schlachten. Vieles gleicht sich und doch ist alles auch immer anders. Wir können voneinander lernen und füreinander da sein. Aber es ist auch ein großes Glück, dass wir alle eigene Erfahrungen machen dürfen, neue und alte Wege beschreiten und Abzweigungen finden oder uns aus Sackgassen wieder hinausmanövrieren. Wir alle haben unterschiedliche Talente, Träume, Vorstellungen und das große Glück, dass wir selbst entscheiden können, wie wir den Menschen, dem Leben und der Zukunft begegnen.

Ich freue mich. Auf alles, was kommt.

Wir werden daran wachsen. Jeder Mensch für sich und die Gesellschaft als Ganzes.

Denn wir alle sind Teil des Ganzen.

STATT EINES NACHWORTS

Aus einem anderen Blickwinkel

Als ich dieses Buchprojekt begann, hatte ich eine Vision davon, wie es werden soll. Es war mir sehr wichtig zu zeigen, dass es eben nicht nur *eine* Realität vom Leben mit dem Down-Syndrom oder Behinderung im Allgemeinen gibt. Deshalb bin ich sehr dankbar, dass sich so viele Leute dazu bereit erklärt haben, ihre Erfahrungen und ihr Wissen mit einzubringen. Schon allein der direkte Austausch, eins zu eins, hat mein eigenes Weltbild um einiges erweitert. Meine Vision von diesem Buch ist nun Wirklichkeit. Vielleicht werden die Visionen von meiner Tochter auch einmal Realität ...

Sicher ist euch beim Lesen aufgefallen, dass ich gar nicht so viel von Tildas Papa erzählt habe und seine Sichtweise meistens außen vor gelassen habe. Das habe ich sehr bewusst getan, weil ich mir nicht anmaßen will, seine Gefühle mit meinen Worten zu beschreiben.

Deshalb habe ich ihn darum gebeten, das selbst zu tun. Und so gehört ihm das letzte Kapitel dieses Buches. Das Kapitel, über dem nicht »ZU GAST« steht, denn er ist kein Gast in diesem Buch. Er ist der Grund, warum es dieses Buch gibt. Ohne ihn gäbe es Tilda nicht. Er hat mir das kostbarste Geschenk meines Lebens gemacht.

Liebe – nicht mehr und nicht weniger

Mein erstes Bild und mein Gefühl und Gedanke, als ich Tilda gesehen habe: das Licht! Ich sehe sie.

Es ist die unbeschreibliche Dankbarkeit und ein pures Gefühl der vollkommenen Liebe für das ganze Leben. Pur. Ungelogen. Wahr. Hier. Und jetzt. Real.

Klack. – Das Universum dehnt sich.

Klack. – Eine Stimme sagt: »Herzlichen Glückwunsch, das ist Ihre Tochter.«

Klack. – Ich liege alleine mit Tilda in einem Raum. Sie auf meiner Brust, winzig. Ich spüre ihren schwachen Atem und fühle ihr Herz. Ich spüre ihre Kraft. Sie verschweißt uns, sie fließt. Legt sich überall in mich hinein, verbreitet sich mit Lichtgeschwindigkeit und unbeschreiblicher Wärme. Mein Inneres verändert sich, wird neu formatiert. Ich spüre die Zeit ohne Uhrzeiger ...

Meine Seele wird durchgeschüttelt. Bekommt neue Formen. Ich kann es kaum ertragen.

Diese Liebe ist für immer.

Meine Tilda.

Meine Tochter.

Klack. – Meine Frau und Tilda zusammen. Nur ganz kurz. Tilda ist blau, ihr Atem ist kaum hörbar. Alarm! Sie wird uns weggenommen.

Klack. – Zwei Ärzte, die uns Worte mit Besorgnis in ihren Augen erzählen. Ich will das nicht akzeptieren. Ich spüre meine Urinstinkte. Ich lasse meine bis jetzt schweigende Stimme frei.

Es sind die ersten Wörter, die Tilda durch mich sagt. Diese Wörter bestimmen die weiteren Entscheidungen der Ärzte.

Klack. – Ich sitze im Auto. Wieder das Gefühl, dass die Zeit aufgehört hat zu existieren.

Ich fahre nicht ... ich schwebe.

Tilda fährt vorne in einem Krankenwagen, eingepackt, an ihr Schläuche und piepsende Geräte in dem Brutkasten. Lara fährt hinter uns. Mit offenem, frisch geklammertem Bauch und Tausenden Sorgen um uns und um sich ...

Ein surreales Bild. Eher surrealisiert ...

Ich spüre unglaublich tiefes Vertrauen. Ich spüre noch Tildas Wärme auf meiner Brust.

Das war das Wundervollste, was ich ...

Klack. – Ich merke, wie Angst und Sorgen an die Tore meines Vertrauens klopfen und mit Gewalt reinwollen. Es lähmt mich. Es zerreißt mein Herz und verbrennt meinen Bauch und hält mich im Würgegriff.

Klack. – Mein Telefon klingelt. Ich komme dadurch raus. Ich gehe ran. Mein bester Freund ruft an, ohne irgendwas davon zu wissen, redet, als wäre nichts passiert, lacht und hört meine Stille. Irgendwann sag ich was. Ich erzähle im kurz alles. Ich höre meine Stimme, die zittert. Er sagt: »Halte durch!« Mein kurzes Ausatmen.

Klack. – Bilder der Angst vor der Zukunft und die Vorstellung des Verlusts stehen jetzt vor mir und waren noch nie größer – nie näher! Aber ich hole mein erstes Bild wieder zurück und stelle mich Angesicht zu Angesicht der Angst. Ich fühle, wie sich meine Tränen sammeln. Es sind aber keine traurigen Tränen. Etwas Unerklärliches erledigt den Part der Begegnung zwischen der Angst und meinem ersten Bild. Die Musik. Woher kommt diese Musik?, denke ich. Wie kommt das? Es ist egal.

Ich höre zu. Ich verstehe sofort. Ich höre diese Wörter, die in meiner Muttersprache gesungen werden. Und sie landen sofort in meiner Tiefe. Jetzt verstehe ich, warum sich meine Tränen gesammelt haben. Angst und Sorgen werden mit gewaltiger Kraft wieder nach draußen gespült und bringen mein erstes Bild zum Leuchten.

Eine sichere und tiefe Gewissheit entsteht.

Alles wird gut.

Mit Tilda ist alles gut.

Ich weiß es.

Ich ziehe meinen Sicherheitsgurt enger, drehe die Musik lauter und gebe Gas.

Klack. – Ich bin auf der Intensivstation. Meine Schritte sind sicher und laut, als ich den Raum betrete. Irgendwelche Stimmen fragen mich, wohin ich will. Ich schaue sie nur an, und die wissen, wohin ich will und wer ich bin. Ich bin bei mir, wie noch nie zuvor.

Ich stehe vor dem Arzt und höre: »Mit dem Herzen ist alles okay.«

»Ich weiß«, sage ich im Geiste. Ich habe das schon im Auto erfahren. Meine Antwort konnte ich nur lautlos ausatmen. Er versteht und sieht, dass alles in mir zu Tilda will. Er zeigt mir die Richtung. Ich sehe sie. Sie leuchtet. Sie atmet besser.

Ich höre, aber sofort wieder lautes Klopfen und Zerren an den Toren meines ersten Bildes, wenn ich sie betrachte. Die Angst, die Sorgen. Sie treten mich von außen mit all den schlimmen Bildern.

Toben sich aus vor dem Tor, zeigen mir unglaubliche Darstellungen unserer Zukunft ...

Die dürfen auch da sein. Das ist okay. Ich bleibe stehen. Die Tore bleiben zu. Ich bin voll und ganz bei mir. »Draußen« verändert sich die Welt. Ich habe die Gewissheit in mir. Das ist noch nicht zu Ende. Ich spüre es mit unerklärlichem Gefühl. Es ist noch etwas anderes in Tilda ...

Klack. – Es ist ebendiese Kraft. Diese Kraft hat uns neue Wege gezeigt. Neue Lebensräume und -träume erschaffen, uns weiterentwickelt, stärker und auch schwächer gemacht. Sie hat uns umgezogen. Hat uns in Krisen und Zweifel gezogen, aber uns dadurch nur neu geformt und weitergebracht. Sie hat uns neue Ideen gegeben, unfassbar glückliche Momente, Zeiten ohne Uhrzeiger, neue Passionen und wunderbare

Freundschaften geschenkt. Sie macht uns voller und beschenkt uns mit tiefem Verständnis für die Vielfalt des Lebens.

Diese Kraft sehe ich jeden Tag und werde jeden Tag an das erste Bild erinnert. Diese Kraft hat mich gelehrt, Buchstaben neu zu lesen, langsamer und deutlicher auszusprechen. Die Kraft lehrt mich neu zu kommunizieren, Ausdrücke und Gefühlszustände zu »lesen«, die keine Worte haben. Diese Kraft heilt mich und nährt mich jeden Tag.

Diese Kraft erfüllt mich mit Stolz und Glück, wenn ich meine Frau sehe, die das Gleiche gesehen hat. Diese Kraft hat sie auf diese Seiten des Buches gebracht.

Das ist das sicherste und bedingungsloseste Gut, das wir bekommen haben.

Klack. – Ich fahre Tilda in den Kindergarten. Ich schalte Musik an. Es läuft wie immer »Mit dir will ich die Welt sehen« von Zbigniew Wodecki. Das hören wir schon seit vier Jahren jedes Mal, wenn wir zusammen Auto fahren. Sie hört die ersten Noten, hebt sofort ihre Hände nach oben, klatscht und schaut mich dabei tief an. »Ja, ich weiß«, sage ich, »du hast mir das Lied damals im Auto abgespielt.« Sie antwortet nur mit ihrem Blick. Lächelt mich an.

Klack. – Ich sitze mit Tilda auf der Treppe und wir essen Eis. Sie in ihrem weißen Kleid, erwachsen, wunderschön, verheiratet. Ich in einem leichten Leinenanzug, Hut und meine Kamera in der Hand. Draußen läuft Musik. Viele Freunde tanzen und lachen. Tilda genießt ihr Vanilleeis – wie immer!

Sie lässt einen Teil des Eises immer schmelzen, damit sie es am Ende genüsslich austrinken kann.

Das macht sie auch jetzt. Zwei Tropfen fallen auf ihr Kleid. Wir schauen uns an und fangen an zu lachen. Kurz danach schaut sie mich an und fragt: »Papa, darf ich das schönste Bild sehen, das du heute gemacht hast?« Und deutet auf meine Kamera.

Ich schaue in ihre Augen und sehe wieder das Universum. All die Sterne da drin, die Weite, Vielfalt und genau das Gleiche wie am Anfang. Und was ich sehe, ist die unbeschreibliche Dankbarkeit und ein pures Gefühl der vollkommenen Liebe für das ganze Leben.

»Das schönste Bild ist jetzt«, antworte ich ihr. Sie legt den Kopf auf meine Brust und drückt mich fest. Es ist immer das gleiche unglaubliche Gefühl. Das sicherste und wunderbarste auf dieser Welt.

Das beste Bild wird nicht anders. Es wird immer *jetzt* sein.

Genauso stark wie am Anfang.

Genauso unglaublich unfassbar und voller Wunder.

Klack. – Tilda und ich tanzen.

Klack. – Hier und jetzt: Ich soll das letzte Wort für dieses Buch schreiben.

Allen werdenden Eltern, allen Menschen, die diese Diagnose bekommen, allen Ärzten und Ärztinnen, Hebammen, Erzieherinnen und Erziehern und euch allen, die Zweifel, Sorgen und Ängste haben, wünsche ich Vertrauen.

Vertrauen in eure eigene Liebe.

Alles aus uns ist für uns.

Alles aus uns ist genau so, wie es sein soll.

Das ist das Wundervollste, was wir erfahren und leben dürfen.

Das ist sogar mehr als das, was es sein soll!

DANKSAGUNGEN

Natürlich geht der erste und größte Dank an meine wundervolle Tochter, die hoffentlich irgendwann verstehen wird, warum ich vieles von unserer Geschichte öffentlich geteilt habe und auch weiterhin teilen werde. Ich bin mir sicher, dass sie mir zustimmen wird, wenn sie versteht, welchen Unterschied es für andere Menschen machen kann.

Mein zweiter Dank gilt meinem großartigen Ehemann Pio. Danke für deine Unterstützung auf allen Ebenen. Für deinen Zuspruch, fürs Rücken-frei-Halten, damit dieser Traum wahr werden konnte, und für deine Liebe zu mir und unserer Tochter.

Außerdem geht ein großes Dankeschön an meine Agentin Caroline Kaum, die mich im April 2021 anschrieb und geradeheraus fragte, ob ich mir nicht vorstellen könnte, ein Buch zu schreiben. Caro, ich bin so dankbar, dass du damals diese Mail geschrieben hast. Du bist eine tolle Frau mit einem großen Herzen und deine Begleitung bei diesem Projekt bedeutet mir sehr viel.

Tausend Dank auch an alle Gastautorinnen und -autoren, die sich, teils ohne mich zu kennen, auf dieses Projekt eingelassen haben. Ihr alle habt dieses Buch erst zu dem gemacht, was es ist. Danke, Sarah, Katharina, Janina, Theresa, Tabea und Mari, Maria, Victoria, Martin, Britta, Sarah, Beate, Diana, Denise, Corinna, Vanessa, Julia, Daniela, Melanie, Elisa und Katharina. Ganz besonderer Dank gilt Tanja, meiner Geschäftspartnerin und Freundin, die auch in so vielerlei Hinsicht dazu beigetragen hat, dass dieses Buch entstehen konnte. Du bist ein wahrer Herzensmensch und nicht mehr wegzudenken.

Ich möchte mich auch bei den großartigen Müttern bedanken, die mit mir das Projekt »Von Mutter zu Mutter« umgesetzt haben, welches das Fundament bildet für so vieles, was im Jahr 2022 entstanden ist. Danke, Alex, Salomé, Dominique, Nicole, Beate und Sarah.

Auch meiner Schwester einen lieben Dank, die mich in meinem Leben so vieles gelehrt hat und Tildas Diagnose mit einem freudigen Lachen begrüßte. Würden doch alle Tanten sein wie du!

Auch eine Art Tante ist Sandra, die mir nicht nur Freundin ist, sondern mit mir gemeinsam Familie lebt, wie ich es mir immer gewünscht habe. Wir haben so großes Glück, dass wir uns und unsere Kinder einander haben. Danke für all deine Unterstützung. In allen Lebenslagen und auch bei der Entstehung dieses Buches.

Danke auch an meine zwei treuen Wegbegleiterinnen Anne und Patricia, die mich sogar an unserem heiligen Spa-Wochenende haben schreiben lassen und immer und zu jeder Zeit fest an meiner Seite standen und stehen. Ihr habt maßgeblich dazu beigetragen, dass ich so früh Vertrauen darin gefunden habe, dass Tilda ihren Platz in dieser Welt hat.

Ein ganz warmes Dankeschön geht außerdem an Edith, unsere Mietzi-Oma, die, egal wie weit entfernt sie ist, immer ganz nah bei uns ist. Dein unerschütterlicher Optimismus hat mich nicht nur in den Tagen nach der Geburt getragen.

Und dann gibt es noch zwei Männer auf meiner Dankesliste: Danke, Alfons Bromkamp, für deine unglaubliche und großherzige Unterstützung, die mir vor allem das letzte Jahr deutlich erleichtert hat. Du bist wirklich ein ganz feiner Mensch. Und danke, Markus Franz, der du mir nicht das Schreiben beigebracht, aber dennoch meinen Schreibstil stark beeinflusst hast und mir die Selbstsicherheit gegeben hast, die ich brauchte, um das hier durchzuziehen.

Zum Schluss möchte ich mich beim mvg Verlag bedanken, dass er es mir ermöglicht hat, dieses Buch zu schreiben. Frau Reiter, Sie haben mich sehr beeindruckt mit den Worten: »Ich weiß nicht, ob es in unser Programm passt, aber dieses Buch muss geschrieben werden.« Es braucht mehr Menschen wie Sie in unserer Gesellschaft. Danke auch an Frau Krebs, die mich beim gesamten Schreibprozess begleitet und unterstützt hat. Tut mir leid, dass meine Antworten immer so lange auf sich warten ließen.

Mit Sicherheit habe ich irgendwen vergessen, deshalb einfach noch ein dickes *Danke* an all die wunderbaren Menschen, die uns in den letzten vier Jahren ein kleines oder auch großes Stück begleitet haben, an alle Follower, die so liebevoll und warmherzig an einem kleinen Teil unseres Lebens teilnehmen, und an alle, die sich für Inklusion und ein faires Miteinander starkmachen, in welcher Weise auch immer.

ADRESSEN UND INFORMATIONSQUELLEN

Im Folgenden findest du noch mal eine Übersicht über die im Buch genannten Links und Hilfsangebote plus ein paar zusätzliche interessante Webseiten sowie eine Auflistung von Instagram-Accounts und Hashtags zum Thema Down-Syndrom.

(Sämtliche Angebote: Stand September 2022)

Webseiten

lavanja gGmbH: www.lavanja.com

Hier kannst du das »Von Mutter zu Mutter«-Heft kostenlos bestellen.

Außerdem gibt es ein umfangreiches Seminarprogramm mit Off- und Online-Angeboten rund um das Familienleben mit Kind mit Behinderung.

BZgA – Die Bundeszentrale für gesundheitliche Aufklärung: www.bzga.de

Die BZgA bietet neutrales und gut aufbereitetes Infomaterial zu den Themen Pränataldiagnostik und Beratung an. Hier können sowohl Familien als auch medizinisches Fachpersonal Broschüren downloaden oder anfordern.

Deutsches Down-Syndrom Infocenter: www.dsinfocenter.de

Das DS-Infocenter bietet umfangreiche Informationen und hilfreiche Produkte zum Leben mit dem Down-Syndrom an und bringt die gleichnamige Zeitschrift drei Mal pro Jahr heraus. Diese kann man über eine Fördermitgliedschaft beziehen. Darin gibt es aktuelle Artikel voller Hintergrundwissen, Erfahrungsberichten, Einordnungen und auch immer mal wieder Artikel oder Interviews von und mit Menschen mit Down-Syndrom.

Ohrenkuss: www.ohrenkuss.de

Wer gerne mehr Texte, die von Menschen mit Down-Syndrom verfasst wurden, lesen will, der sollte sich ein Jahresabo von Ohrenkuss gönnen. Das Magazin erscheint zwei Mal pro Jahr, beschäftigt sich pro Ausgabe mit einem bestimmten Thema und beschäftigt ausschließlich Autoren und Autorinnen mit Down-Syndrom.

Puppen mit Down-Syndrom: www.tolimoli.de

Wie bereits im Buch erwähnt ist Tolimoli die Adresse für Puppen mit Down-Syndrom. Innerhalb der Community sind diese auch ein beliebtes Geschenk für die Tagespflege, Krippe oder Kindertagesstätte. Auch wir haben Tildas Tagesmutter zum Abschied eine Puppe geschenkt, was zu Tränen der Rührung führte.

EU for Trisomy 21: eufortrisomy21.eu

EU for Trisomy 21 ist eine großartige Initiative, die Menschen aus ganz Europa vernetzt. Im Rahmen dieser Initiative fand auch unsere Reise nach Brüssel statt. Hier werden immer wieder tolle Kampagnen und Aktionen durchgeführt.

Instagram-Kanäle

Unser Unternehmen lavanja ist zu finden unter: lavanja.official

Dort gibt es regelmäßig Infos zu unserem Angebot und allerhand andere Beiträgen rund um das Leben mit Kindern mit Behinderung.

Mein eigener Account heißt: vonmutterzumutter

Dort gibt es neben kleinen Einblicken in unser Leben auch immer mal etwas Selbstgenähtes zusehen.

Tanjas Account findest du unter: aboutafamily

Tanja gibt regelmäßig Infos zu unserem Angebot und liefert allerhand andere Beiträge rund um das Leben mit Kindern mit Behinderung.

Die Accounts der Mütter aus dem »Von Mutter zu Mutter«-Heft, die alle auf ihre ganz eigene Art und Weise mal mehr und mal weniger Einblick ins Familienleben mit Kind mit Down-Syndrom geben, sind:

Beate:	beate_oskar_und_die_wilde21_
Salomé:	hope_on_the_road
Sarah:	graced_by_mia
Alex:	around_smalla
Dominique:	madeformotti
Nicole:	sonnenmoos3plus21

Auch die Redaktion Ohrenkuss ist auf instagram zu finden. Ganz einfach unter: ohrenkuss

Eine der Mitarbeiterinnen von Ohrenkuss ist Natalie Dedreux. Ihr eigener Kanal heißt: natalie.dedreux

Natalie ist eine mittlerweile sehr bekannte Aktivistin, die sich für die Rechte von Menschen mit Down-Syndrom einsetzt.

Schon im Buch erwähnt und ein absolutes Muss in der Auflistung ist der Kanal notjustdown von Mari und Tabea.

Fachlichen Input in Sachen Förderung und Logopädie gibt es bei:

theselittletalks.de (Denise)

t21_we_learn (Diana)

Lohnenswerte Hashtags, die du abonnieren kannst:

#theluckyfew
#nothingdownaboutit
#liebezähltkeinechromosomen
#lebenmitdownsyndrom
#t21rocks
#lebenmitbehinderung
#downsyndromverbindet
#downsyndromeawarness
#downsyndromeawarnessmonth
#inkluencer

ÜBER DIE AUTORIN

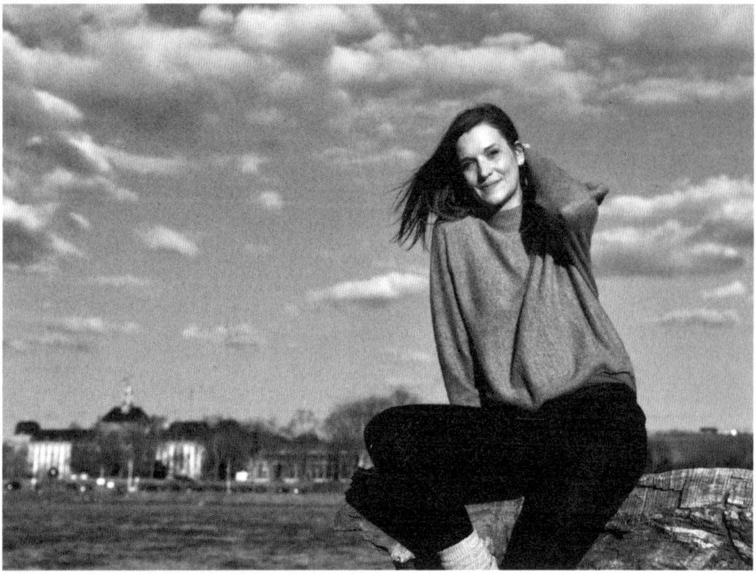

Aufgewachsen im Rheinland, über Umwege im Allgäu gelandet, verschlug es Lara Mars zunächst in die Filmbranche, danach ins Marketing. 2015 heiratete sie ihren Mann Pio, 2018 wurde ihre Tochter Tilda mit dem Down-Syndrom geboren und brachte die drei zurück nach Nordrhein-Westfalen. Ihre Erfahrungen verarbeitet Lara Mars in ihrem Projekt »Von Mutter zu Mutter« und half damit schon zahlreichen Familien, die Diagnose anzunehmen.